同仁眼科手册系列

同仁荧光素眼底血管造影手册

编著　魏文斌　杨丽红

编者单位
首都医科大学附属北京同仁医院

人民卫生出版社
PEOPLE'S MEDICAL PUBLISHING HOUSE

图书在版编目（CIP）数据

同仁荧光素眼底血管造影手册 / 魏文斌，杨丽红编著 . —北京：
人民卫生出版社，2014

（同仁眼科手册系列）

ISBN 978-7-117-18563-9

Ⅰ.①同… Ⅱ.①魏…②杨… Ⅲ.①眼底荧光摄影－血管造影－
眼底检查－手册 Ⅳ.①R770.41-62

中国版本图书馆 CIP 数据核字（2013）第 321507 号

人卫社官网	www.pmph.com	出版物查询，在线购书
人卫医学网	www.ipmph.com	医学考试辅导，医学数据库
		服务，医学教育资源，大
		众健康资讯

同仁荧光素眼底血管造影手册

编　　著：魏文斌　杨丽红
出版发行：人民卫生出版社（中继线 010-59780011）
地　　址：北京市朝阳区潘家园南里 19 号
邮　　编：100021
E - mail: pmph @ pmph.com
购书热线：010-59787592　010-59787584　010-65264830
印　　刷：中农印务有限公司
经　　销：新华书店
开　　本：787 × 1092　1/32　　印张：9.5
字　　数：248 千字
版　　次：2014 年 2 月第 1 版　2024 年 7 月第 1 版第 10 次印刷
标准书号：ISBN 978-7-117-18563-9/R·18564
定　　价：68.00 元

打击盗版举报电话：010-59787491　E-mail：WQ @ pmph.com
（凡属印装质量问题请与本社市场营销中心联系退换）

自 1886 年至今，北京同仁医院眼科已经有 127 年历史。多少代眼科前辈为之奉献了毕生的心血，也铸就了同仁眼科的知名品牌，在老百姓中留下良好的口碑。目前已经发展为国内最有影响力的眼科之一，国家级重点学科，也是首批国家临床重点专科。每日接诊患者 3 千~4 千人次，2012 年眼科门诊量达 93 万人次，病种也比较复杂，不乏众多的疑难杂症。眼科医护人员近 500 人，还有百余位研究生和来自全国各地的进修医师。因此，临床上更需要有统一的诊疗指南和操作规范，以便保障医疗质量和医疗安全。

眼底荧光血管造影技术自 20 世纪 60 年代应用于临床以来，已经成为最基本的眼底影像技术之一，至今没有替代技术出现。是眼底病临床诊断与鉴别诊断的基本工具，也是治疗和随诊的重要依据。但眼底荧光血管造影图像的解读需要一定的临床积累，既要有一定的理论知识，也要掌握操作规范和读片技巧。本手册主要介绍眼底荧光血管造影技术基本适应证，操作规范，正常眼底图像，常见眼底病的图像解读，也包括一些少见疾病的造影特点。手册简明扼要，重点突出，图文并茂，以图为主，还配一些便于理解的模式图，易学好记。便于眼科临床医生和医学生掌握这一技术。

本手册是同仁医院眼科的临床积累，对国内其他医院眼科和眼科医生临床工作也许也有参考价值，因此，将该手册由人民卫生出版社正式出版发行，在此也对出版社编辑和编校者致以崇高的敬意和谢忱。

临床错综复杂，科学在发展中，认识也在不断深入，我们的经验也一定存在不足或错误,再加上编写者水平所限,谬误在所难免,恳请读者斧正。

魏文斌

2014 年元月

于首都医科大学附属北京同仁医院

目录

第一章　荧光素眼底血管造影技术的基本理论·········· 1

第一节　荧光成像基本原理················· 1

第二节　造影剂··········· 2

第三节　荧光素眼底血管造影流程·········· 4

第四节　荧光素眼底血管造影不良反应的临床
表现、预防及处理············ 7

第五节　荧光素眼底血管造影设备··········· 8

第二章　荧光素眼底血管造影图片的解读·········· 11

第一节　读片的基本原则················· 11

第二节　造影报告的书写·········· 24

第三章　正常荧光·········· 25

第一节　荧光素在体内的循环途径·········· 25

第二节　荧光素眼底血管造影分期·········· 26

第三节　正常荧光的生理基础·········· 29

第四章　异常荧光·········· 31

第一节　异常荧光的病理基础·········· 31

第二节　异常荧光的分类·········· 38

第三节　三种和血管通透性无关的异常荧光·········· 46

第五章　黄斑病变·········· 49

第一节　玻璃疣·········· 49

第二节　老年黄斑变性·········· 56

第三节　视网膜色素上皮撕裂·········· 62

第四节　黄斑裂孔·········· 64

第五节　黄斑前膜 ⋯⋯⋯⋯⋯⋯⋯⋯⋯⋯⋯ 67
第六节　中心性浆液性脉络膜视网膜病变 ⋯⋯ 69
第七节　息肉样脉络膜血管病变 ⋯⋯⋯⋯⋯⋯ 75
第八节　特发性脉络膜新生血管 ⋯⋯⋯⋯⋯⋯ 81
第九节　视网膜瘤样血管增生 ⋯⋯⋯⋯⋯⋯⋯ 82
第十节　中心凹旁视网膜毛细血管扩张症 ⋯⋯ 90

第六章　病理性近视眼底改变 ⋯⋯⋯⋯⋯⋯⋯ 96

第七章　视网膜血管性疾病 ⋯⋯⋯⋯⋯⋯⋯⋯ 104
第一节　先天性视网膜大血管 ⋯⋯⋯⋯⋯⋯⋯ 104
第二节　Purtscher 视网膜病变 ⋯⋯⋯⋯⋯⋯ 105
第三节　视网膜大动脉瘤 ⋯⋯⋯⋯⋯⋯⋯⋯⋯ 107
第四节　视网膜中央动脉阻塞 ⋯⋯⋯⋯⋯⋯⋯ 110
第五节　视网膜中央动脉阻塞合并中央
　　　　静脉阻塞 ⋯⋯⋯⋯⋯⋯⋯⋯⋯⋯⋯ 112
第六节　视网膜分支动脉阻塞 ⋯⋯⋯⋯⋯⋯⋯ 114
第七节　低灌注视网膜病变 ⋯⋯⋯⋯⋯⋯⋯⋯ 117
第八节　Coats 病 ⋯⋯⋯⋯⋯⋯⋯⋯⋯⋯⋯⋯ 119
第九节　Eales 病 ⋯⋯⋯⋯⋯⋯⋯⋯⋯⋯⋯⋯ 122
第十节　放射性视网膜病变 ⋯⋯⋯⋯⋯⋯⋯⋯ 126
第十一节　家族性渗出性玻璃体视网膜病变 ⋯ 128
第十二节　视网膜中央静脉阻塞 ⋯⋯⋯⋯⋯⋯ 132
第十三节　视网膜分支静脉阻塞 ⋯⋯⋯⋯⋯⋯ 136
第十四节　IRVAN 综合征 ⋯⋯⋯⋯⋯⋯⋯⋯⋯ 139

第八章　炎症性疾病 ⋯⋯⋯⋯⋯⋯⋯⋯⋯⋯⋯ 142
第一节　梅毒性脉络膜视网膜炎 ⋯⋯⋯⋯⋯⋯ 142
第二节　念珠菌性脉络膜视网膜炎 ⋯⋯⋯⋯⋯ 143
第三节　急性视网膜坏死 ⋯⋯⋯⋯⋯⋯⋯⋯⋯ 144
第四节　急性后极部多灶性鳞状色素上皮
　　　　病变 ⋯⋯⋯⋯⋯⋯⋯⋯⋯⋯⋯⋯⋯ 147
第五节　一过性白点综合征 ⋯⋯⋯⋯⋯⋯⋯⋯ 149
第六节　点状内层脉络膜病变 ⋯⋯⋯⋯⋯⋯⋯ 151
第七节　白塞病 ⋯⋯⋯⋯⋯⋯⋯⋯⋯⋯⋯⋯⋯ 153

第八节　后巩膜炎 ……………………………… 155
第九节　原田病 ………………………………… 158
第十节　交感性眼炎 …………………………… 165
第十一节　结核性脉络膜炎 …………………… 168

第九章　遗传性视网膜疾病 ……………………… 171
第一节　Best 病 ………………………………… 171
第二节　Stargardt 病 …………………………… 177
第三节　视锥细胞营养障碍 …………………… 181
第四节　视网膜色素变性 ……………………… 184
第五节　性连锁青少年视网膜劈裂 …………… 193
第六节　眼底血管样条纹 ……………………… 197

第十章　视网膜脱离 ……………………………… 204
第一节　泡状视网膜脱离 ……………………… 204
第二节　葡萄膜渗漏综合征 …………………… 208
第三节　孔源性视网膜脱离 …………………… 212
第四节　牵拉性视网膜脱离 …………………… 215

第十一章　外伤性眼底病变 ……………………… 217
第一节　Valsalva 视网膜病变 ………………… 217
第二节　视神经撕脱 …………………………… 219
第三节　脉络膜裂伤 …………………………… 221
第四节　光损伤性黄斑病变 …………………… 223

第十二章　全身病眼底病变 ……………………… 225
第一节　糖尿病视网膜病变 …………………… 225
第二节　大动脉炎 ……………………………… 228
第三节　系统性红斑狼疮眼底病变 …………… 231
第四节　妊娠高血压综合征 …………………… 234
第五节　贫血 …………………………………… 237
第六节　高原红细胞增多症 …………………… 239

第十三章　视神经疾病 …………………………… 241
第一节　先天性视盘前血管袢 ………………… 241
第二节　视盘黑色素细胞瘤 …………………… 242

第三节　视盘毛细血管瘤 ················· 245
第四节　非动脉炎性前部缺血性视神经病变 ······· 248
第五节　视盘小凹 ····················· 251

第十四章　视网膜肿瘤 ················ 254
第一节　视网膜蔓状血管瘤 ·············· 254
第二节　视网膜毛细血管瘤 ·············· 257
第三节　视网膜海绵状血管瘤 ············· 259
第四节　混合型色素上皮和视网膜错构瘤 ····· 261
第五节　成人视网膜母细胞瘤 ············· 263

第十五章　脉络膜肿瘤 ················ 265
第一节　先天性孤立性视网膜色素上皮肥大 ···· 265
第二节　脉络膜痣 ····················· 268
第三节　脉络膜血管瘤 ················· 271
第四节　脉络膜骨瘤 ··················· 280
第五节　脉络膜黑色素瘤 ················ 284
第六节　脉络膜转移癌 ················· 288
第七节　脉络膜黑色素细胞瘤 ············· 291

第一章　荧光素眼底血管造影技术的基本理论

第一节　荧光成像基本原理

荧光，是一种光致发光的冷发光现象。我们知道，不同的化合物可以吸收不同波长光线，就是说不同的化合物有各自的吸收光谱。化合物吸收光线中能量后，可以导致这些化学物质中的电子被激发到高能状态。这种高能状态是不稳定的，以光的形式释放能量到达低能状态。在吸收和释放能量的过程中，释放的能量比之前吸收的能量要少。光的波长和能量成反比，因而再释放的光总是比之前吸收的入射光波长长，而且一旦停止入射光，发光现象随之立刻消失。具有这种性质的出射光就被称为荧光。

荧光素是富有荧光特性的化合物，是一种无毒的染料。荧光素的吸收光谱在465~490nm，位于可见光谱的最短波长的蓝光区。荧光素发射光谱位于520~530nm，意味着荧光是黄绿色。这种吸收和发射光谱间的较大间隔，便于在影像设备中通过滤光片将两者区分开来。激发滤光片可以从照明光线中滤出所需的激发光谱来激发眼底的荧光素(图1-1)。荧光素受到激发后发出荧光，激发光和荧光同时从眼底发出，经过栅滤光片的滤过作用后，仅让荧光通过，而完全屏除眼底反射出的非荧光波长(图1-2)。

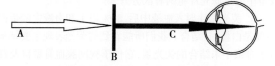

图 1-1　激发光进入眼底示意图
A. 照明光线　B. 激发滤光片　C. 激发光

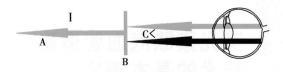

图 1-2　荧光从眼底发出示意图

A. 荧光　　B. 栅滤光片　　C. 从眼底反射的激发光和形成的荧光

第二节　造　影　剂

荧光素染料最初是由 Adolf von Baeryer 在 1871 年合成的,随后发现该染料可以用于多种角膜病变的诊断。1882 年,Paul Ehrlich 发现兔子在胃肠外给予荧光素钠后眼内有荧光素钠存在。直到 1955 年,才有多位研究者对于动物从静脉注入荧光素钠进行了研究,MacClean 和 Maumenee 则将之用于人眼。1959 年,两名来自美国印第安纳的医学生 Harald Novotny 和 David Alvis,利用眼底照相机和光源技术,确立了视网膜荧光素血管造影技术原则,使得血管造影技术的发展跨出了决定性的一步。1960 年 1 月,他们获得了第一例人类视网膜荧光素血管造影图像。

荧光素钠是高度水溶性的有机分子,分子量为 376.27。其主要理化特点如下:

1. 价廉。

2. 溶于水。

3. 在血液 PH=7.4 的时候可以激发出最大值的荧光强度。

4. 其激发光和荧光的波长均在可见光范围内,可以采用标准的影像设备来拍摄。

5. 激发光和荧光的光谱间有较大间隔,便于在影像设备中通过滤光片将两者区分开来。

6. 荧光素注射入血液中后,80% 以上和血液中的蛋白(主要是白蛋白)结合。我们所能看到的荧光表现主要是来自于血浆中未结合的荧光素,它位于视网膜血管壁以及红细胞流之间。荧光素分子和白蛋白及其他蛋白的结合大大降低了游离荧光素分子的数量,减弱了荧光强度(图 1-3)。

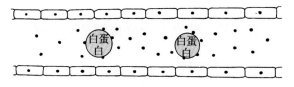

图 1-3 荧光素分子和蛋白结合示意图

7. 游离的荧光素分子在眼内自由通过脉络膜毛细血管、Bruch 膜、视神经、巩膜(图 1-4)。

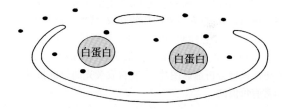

图 1-4 游离荧光素分子自由通过脉络膜毛细血管示意图
脉络膜毛细血管内皮没有紧密连接,孔隙较多,游离荧光素分子可以自由通过

8. 它无法通过血视网膜屏障的内皮细胞间的连接,也无法通过 RPE 间的封闭小带(图 1-5)。

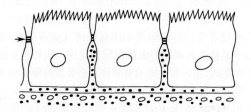

图 1-5 游离荧光素分子和色素上皮封闭小带示意图
游离的荧光素分子通过脉络膜毛细血管内皮、然后通过 Bruch 膜,进入色素上皮细胞间,在色素上皮封闭小带处受阻。箭头所指为封闭小带

第三节　荧光素眼底血管造影流程

一、眼底检查

医生在进行眼底血管造影前,首先要详查眼底,并进行眼底照相,明确主照眼及病变的部位、造影中注意的重点事项,以便造影过程中有的放矢。

二、自发荧光

在屈光间质清晰的情况下,在皮试前做自发荧光已经逐渐成为常规,自发荧光图片的获取,特别是卵黄样病变、Stargardt 病、中心性浆液性脉络膜视网膜病变(中浆)、老年性黄斑变性、陈旧性出血致假荧光(图 1-6) 等病变,对于更准确地分析造影图片、眼底自发荧光的分析和研究是非常有价值的。

三、皮试

荧光素眼底血管造影之前,向患者介绍接受造影的情况及注意事项,解除患者的精神紧张,取得患者的充分合作。我们通常都要进行过敏试验,将荧光素钠原液少量皮下注射,出现伪足或者患者有皮肤瘙痒者为皮试阳性,不建议做荧光素眼底血管造影。在临床实践中,少数患者皮试阴性但是在造影过程中却出现较为严重的过敏反应:恶性、呕吐、血压下降、心律不齐等休克表现,需积极抢救。而有些患者皮试轻微阳性不伴有任何自觉不适者,造影中给予足量荧光素钠却无任何异常反应。国外的造影通常不作皮试,国内的皮试的有效性和必要性尚需进一步验证。随着共焦激光扫描系统在造影仪器中的使用,大大提高了图片的清晰度,传统血管造影仪使用 20% 的荧光素钠成人用量为 3ml,但是使用了共焦激光扫描系统造影仪器后,在临床实践中,我们发现对成人采用半量或者减量的荧光素钠也可以获得清晰的图片,而且可以大大降低荧光素眼底血管造影的风险。

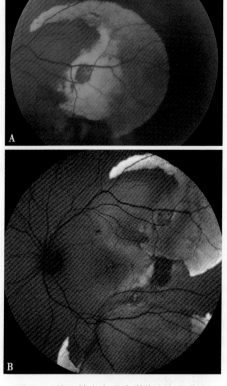

图 1-6 陈旧性出血眼底彩像和自发荧光
A. 眼底彩像 B. 自发荧光

四、注射

作荧光素注射时,患者的手平放于仪器台面,消毒后将含有 10ml 生理盐水的注射器刺入手背静脉,确认血液回流后(图 1-7),更换为 20% 荧光素钠的注射器,将荧光素钠推至针头处,医生开始计时护士同时开始推注。部分患者在注射后 1 分钟内可能出现恶心、呕吐,告知患者放松精神、深呼吸后常常很快缓解。荧光素眼底血管造影剂可以从手臂或者肘前静脉注入,成人常规用量为 3~5ml。

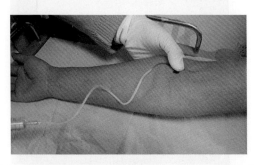

图 1-7　肘前静脉注射荧光素钠,确认有回血后可推注少量盐水,局部皮肤无肿胀疼痛感方可更换荧光素钠注射器

传统造影仪器时代,认为荧光素的注射是非常重要的环节,要求 3~5 秒内将荧光素钠推注完毕,只有这样才可以形成一个染料团比较集中地到达眼底,保持较高的浓度,我们发现这种注射方式可以导致较高的呕吐发生率,使得造影可能中断而无法获得早期的重要图片。采用共焦激光扫描造影仪器,除了少数疾病仍必须短时间内推注才可能获得更准确的血管充盈时间信息以明确诊断外,大多数的疾病可以适当延长推注时间,在仍然可以获得清晰图片的同时减少了患者造影中不适的发生,使整个造影过程更加顺畅、图片的获取更为完整。

五、拍片

在整个造影过程中,医生要获取重点部位的动脉前期、动脉期、静脉期、后期的图片及各方位的血管造影图片,对于某些疾病还可以采用视频模式获得动态影像资料,位于周边的疾病或者广泛的病变可以借助于广角镜来获取图片,如 FEVR、视网膜血管炎、Coats 病、眼内肿瘤等(图 1-8)。对某些疑难、细微病变,应注意双眼底同一部位、同一拍摄角度、相近拍摄时间的对比观察。

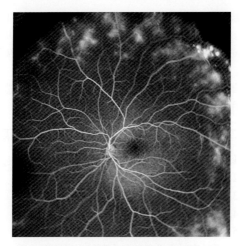

图 1-8　广角镜下获取的 FFA 图片

图片获取范围可达 150°，可以提高周边病变的发现率，减少漏诊误诊。明确周边病变范围，提高治疗准确率

第四节　荧光素眼底血管造影不良反应的临床表现、预防及处理

一、荧光素眼底血管造影不良反应

荧光素眼底血管造影的不良反应可分为轻、中、重度三类。①轻度：最常见的是恶心、呕吐，发生率低于 5%，多见于年轻、男性患者，对于造影中动静脉显影时间要求不高的患者，降低其注射药物速率可以减少患者造影中恶性、呕吐的发生率。②中度：晕厥、血栓性静脉炎、体温升高、神经麻痹、局部组织坏死是中度的副作用，发生率低于 1%。③重度：严重的反应需要积极干预，包括喉水肿、支气管痉挛、循环衰竭、心肌梗死。Yannuzzi 的研究显示在超过 220 000 个研究中 1 例出现相关性死亡病例。对于怀疑毒性反应的患者，推荐皮试，有过敏史的患者要格外慎重。但是我们发现，多数有青霉素、磺胺药物过敏史的

患者皮试均正常,给予全剂量的荧光素钠后并未发生过敏反应。虽然还没有对于妊娠妇女使用后造成胎儿并发症的报道,但是如果可能的话,建议对于妊娠妇女避免使用该药。

虽然文献中报道了很多关于荧光素眼底血管造影的副作用,但是它还是一个相当安全的诊断用药物。

二、荧光素眼底血管造影不良反应的预防

1. 询问病史、过敏史。
2. 做荧光素钠过敏试验。
3. 严格掌握适应证和禁忌证。
4. 在造影同时密切观察患者反应。
5. 做好急救准备工作。
6. 平时定时更换急救包内药物以备不时之需。

三、荧光素眼底血管造影不良反应的处理

1. 迅速帮助患者采取舒适体位。
2. 静脉给液。
3. 测量血压、心率、怀疑和血糖相关者测量血糖。
4. 伴有皮疹、血压下降、怀疑喉头水肿等给予地塞米松注射。
5. 吸氧。
6. 迅速联系相关科室准备进一步处理或者转科治疗,以免危及患者生命。

第五节　荧光素眼底血管造影设备

近几十年来,造影设备已经从传统的胶片摄影转变为数码摄影。传统摄影向数码摄影转变的首要原因就是为了提高速度、消除延迟、减少等待冲洗胶片的时间及节约其他相关费用。同时,数码摄影提高了对比度、锐度,提供图像选择,并及时提供病理结果的打印。从使用闪光灯拍照到以激光共聚焦成像的转变,开创了一个更多的诊断资料的全新领域。本书中的图片,绝大部分都是来自于海德

堡视网膜脉络膜同步血管造影仪Ⅱ代（HRA-Ⅱ）。该仪器采用共焦激光扫描系统，是适用于荧光素钠和吲哚青绿的数字化同步血管造影仪器（图1-9）。

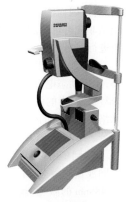

图1-9 海德堡视网膜脉络膜同步血管造影仪Ⅱ代

一、SLO设备的原理

和传统的荧光设备不同，共焦系统用一个特定波长的激光束去激发荧光素钠造影染料，光束的焦点位于视网膜上，激光束周期性的扫描视网膜，得到视网膜的二维图像，视网膜上每一点经过激光激发染料发出的光都被一个灵敏的探测器接收，在共焦光学系统中，非焦平面上的光在到达探测器之前就被滤掉了，该滤光器可有效接收激发反射光，从而得到高对比度高分辨率的图像。

二、SLO设备的优势

1. **分辨率高** 眼底图像的对比度和病变显示细节都要明显优于传统眼底照相机，即使是散瞳不佳的患者，也可获取较好的眼底图像。HRA2能够提供分辨率在5μm以下的高质量图像，在闪光摄影中不可见的小血管，比如拱环周毛细血管、视网膜内微血管异常（intraretinal microvascular abnormalities, IRMA）等，均显示得十分明显和清晰。

2. **曝光量低** 由于采用了共焦系统，其曝光量仅为传统照相机的1%，图像的获取更加简单和快速、无时间间隔，连续获取图像并且无强烈闪光，不会引起患者眼球运动，患者在造影时眼睛视觉感更加舒适。

3. **立体造影** 共焦光学系统可随着扫描深度一层一层地增加获得三维图像，特别适用于对瘤体内血流的研究。HRA2共焦扫描可获得64个连续焦平面深达8mm

的图像,因而能够得到 3D 立体图像,这对占位病变的鉴别是非常有价值的。立体图像可通过特殊的立体显示系统进行观察。

4. 动态造影　激光的运用使得图像可以被高速采集,生成动态电影。因此,临床医生并不是只看到有一个"早"或"晚"的图像,而是可以观察到荧光剂在视网膜和脉络膜的血管的整个动态传递,发现血管的搏动、变窄和部分淤塞缩小,这在单静帧图像是不可能发现的。

5. 同步造影　海德堡造影的二代激光器可发射三种不同波长的激光:对于荧光素钠造影,固体激光发出波长为 488nm 的激光(蓝光)用来激发荧光素钠染料,激光器内部有一个 500nm 的滤光片来分开激发光和激发后的荧光。对于吲哚青绿造影,半导体激光器发出波长为 795nm 的激光用来激发吲哚青绿染料,激光器内部有一个 810nm 的滤光片来分开激发光和被激发的荧光。半导体激光器发出的波长为 830nm 的激光用来做红外光普通眼底像。荧光素眼底血管造影技术(FFA)与吲哚青绿脉络膜血管造影(ICGA)可以在一次注射中结合使用,使临床医生在一次检查中同时看到同一病变在 FFA 和 ICGA 中的表现,可以更加准确地对病变进行诊断。

6. 老幼皆宜　对于老年身体不适患者及儿童,除了图片获取简单快速外,共焦系统摄取的眼底图片对比度和分辨率均有提高,所以,为了降低造影风险可以降低荧光素钠使用量,使用共焦系统仪器进行检查更加安全。

第二章 荧光素眼底血管造影图片的解读

荧光素眼底血管造影是眼科医生了解眼底血流异常与否、进行脉络膜及视网膜病变诊断的最常用的影像手段之一,它对于眼底医生的作用如同听诊器对于内科医生、X线片对于放射科医生一样重要。其在眼科的成功应用源于荧光素染料的物理、化学特性、人眼的独特解剖、专业的拍摄人员和精密的影像设备,其中最重要的是读片人员全面的专业知识、深厚的临床功底。

第一节　读片的基本原则

疾病是一个动态发展的过程,在疾病演变的每个时期都有不同的病理表现。同一种疾病,在疾病的进展期和恢复期,可以有截然不同的荧光表现,此处很难简而言之。我们总结了一些基本的原则并举例说明以便记忆。

一、同病异影

同一疾病,因疾病所处时期不同、主要累及部位不同、选用的造影仪器、镜头的不同等多种原因而导致影像表现有差异,即所谓的"同病异影"(图 2-1、图 2-2)。

分析:该患者综合造影、OCT、超声等结果,诊断后巩膜炎,经过局部激素治疗后好转。但发病初期病变处因脉络膜及色素上皮受累出现强荧光改变,在多家医院曾被诊断为中浆、脉络膜血管瘤、葡萄膜炎、息肉样脉络膜血管病变、脉络膜占位等。图 2-1 和图 2-2 均为给予激素治疗前的照片,二者系同一患者,但是影像表现不同,这和病变时期不同、病变累及部位不同、仪器不同等均有关系,其中,

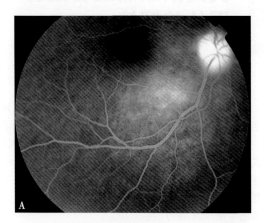

图 2-1A　例 1 患者发病初期 FFA 图片 10 分钟影像
视盘强荧光，视盘颞下类圆形强荧光改变

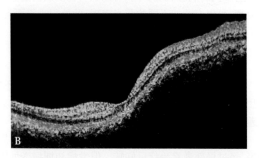

图 2-1B　例 1 患者发病眼 OCT 图像
色素上皮完整，病变部位色素上皮隆起较高

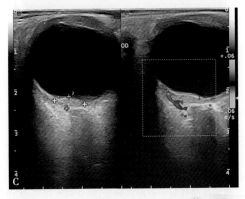

图 2-1C　例 1 患者眼底彩色超声多普勒图像

右视盘颞侧探及隆起中等回声病变,病变回声均匀,大小 0.77cm×
0.29cm

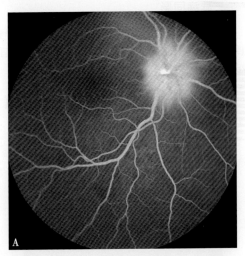

图 2-2A　同一患者半月后 FFA 图片 10 分钟影像

视盘边界不清伴强荧光,视盘颞下未见类圆形强荧光改变,但可见
条形弱荧光改变,提示脉络膜皱褶

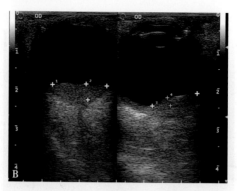

图 2-2B　同一患者半月后眼底彩色超声多普勒图像
右视盘颞侧探及隆起中等回声病变,病变回声均匀,大小较图
2-1C 明显增加,CDFI 其内见血流信号

第一种原因为主要因素。

二、异病同影

　　一些病变组织因存在密度或厚度上的相似,可导致不
同组织在不同病理条件或病变时期表现出相同或相似的
影像改变,即所谓的"异病同影"(图 2-3、图 2-4)。

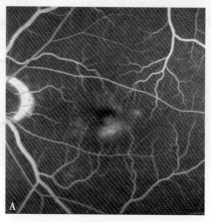

图 2-3A　例 2 患者左眼 FFA 后期
显示黄斑区囊样水肿,病变局限在拱环附近

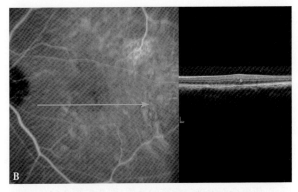

图 2-3B 例 2 患者左眼吲哚青绿脉络膜造影联合同步 OCT 图像

例 2 患者吲哚青绿造影中显示,在 FFA 荧光渗漏部位可见点状强荧光,未见动静脉引流血管与其相连。同步 OCT 显示该强荧光部位为外丛状层的高反射病灶

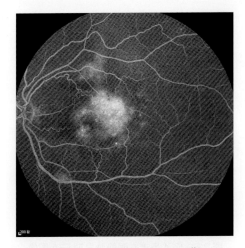

图 2-4 例 3 患者左眼 FFA 后期

显示黄斑区囊样水肿,范围较图 2-3A 略大,累及黄斑区

　　分析:二者在荧光素眼底血管造影中显示的异常荧光集中在黄斑区,其他部位未见异常。例 2 患者经 ICGA 造影联合 OCT 后,在外层视网膜中可见点状强反射灶,和 ICGA 造影图中点状强荧光的部位相对应,提示该患者诊断为视网膜血管瘤样增生(RAP)中第Ⅰ期。而例 3 患者除外全身系统性病变后,考虑为中心凹旁毛细血管扩张症。

三、形影不离

　　在分析解读造影片时,要和彩色眼底照片对照观察分析,以便更全面地确定病变的性质(图 2-5、图 2-6)。

　　分析:如果单纯根据造影图片的早期强荧光改变,可能判断为色素上皮病变如色素上皮撕裂等。但是结合眼底彩照可明确病变性质。该患者在皮试前的自发荧光也很必要。

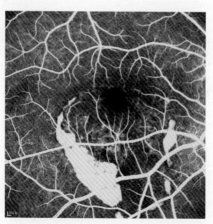

图 2-5　例 4 患者右眼静脉早期 FFA 图像

男性,54 岁,主诉右眼视力下降 1 年,可见静脉早期血管弓内大片强荧光改变

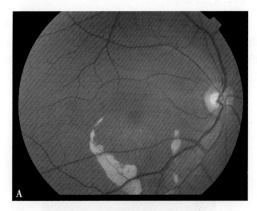

图 2-6A　同一患者右眼彩色眼底像

右眼血管弓内大片陈旧性视网膜下出血呈黄白色扁平病变

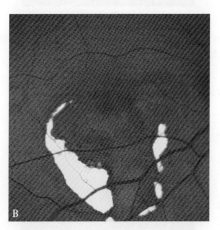

图 2-6B　同一患者右眼底自发荧光图像

在造影剂注入体内前拍摄,可见与 2-6A 黄白色陈旧出血对应部位显示自发荧光改变

四、时移影异

造影是一个动态的过程,荧光增强还是减弱,渗漏还是退行,一定要以时间为主线方可确定。应连续、全面观察造影图片,不应以某几张照片先入为主,造成释义的片面(图 2-7、图 2-8)。

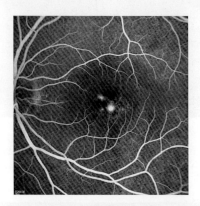

图 2-7　例 5 患者左眼静脉早期 FFA 图像

男性,39 岁,主诉左眼视力下降 3 年,可见静脉早期黄斑区 2 处强荧光点

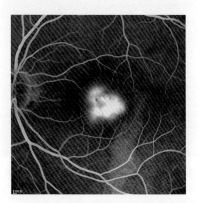

图 2-8　例 5 患者左眼静脉后期 FFA 图像

和早期相比,强荧光点呈现墨迹样增强渗漏。血管弓内强荧光带系长期慢性中浆导致的色素上皮改变所致

五、鉴影度形

对于异常荧光来讲，对其形态的分析也是分析病变性质来源的要素之一（图 2-9、图 2-10）。

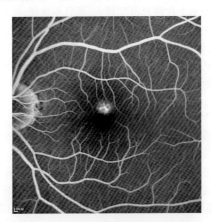

图 2-9 例 6 患者左眼后期 FFA 图像

女性，39 岁，主诉左眼视物变暗，视力 1.0。显示静脉期荧光积存，积存病灶中央荧光更强

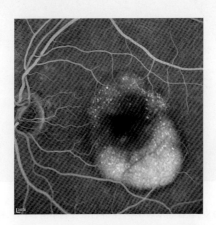

图 2-10 例 7 患者左眼后期 FFA 图像

男性，65 岁，显示静脉期荧光积存。静脉后期荧光积存，和积存部位边缘处荧光相比，中央部位仍呈相对弱荧光改变

分析:两例患者在荧光血管素眼底血管造影中均显示了荧光积存,提示色素上皮脱离。但是二者不同在于脱离的范围不同、形状不同,年轻患者的色素上皮脱离较小,边界规则呈近圆形改变,荧光积存较快而且分布均匀;年老患者的色素上皮脱离范围较大,而且不规则,荧光积存充盈的时间较缓慢,至后期仍不均匀。前者是中浆的一种特殊表现,而后者常常提示隐匿性新生血管或者息肉样脉络膜血管病变(PCV)的可能,需要进一步行吲哚青绿造影以明确诊断。

六、相时而动

某些病变需要进行动态观察可以更为全面的分析病变的性质、程度,对于诊断及治疗有指导性作用。特别是对于脉络膜新生血管的滋养血管、PCV 的瘤样病变、大动脉瘤的瘤样病变、RAP 的病变和视网膜血管的吻合情况及动、静脉阻塞性病变血管的充盈时间的分析(图 2-11、图 2-12)。

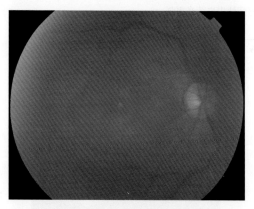

图 2-11　例 8 患者右眼底彩像

女性,69 岁,乳腺癌术后 6 年。主诉右眼视物不清 2 个月,视力 0.1。可见眼底黄斑区限局性视网膜脱离

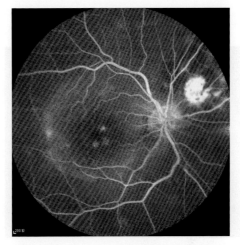

图 2-12　同一患者右眼 FFA 图像

静脉后期显示视盘鼻上团状强荧光改变,伴有荧光渗漏,渗漏累及至黄斑区

分析:该患者有乳腺癌病史,眼底病变隆起较高,而且病变位于视盘鼻侧,门诊医生考虑了脉络膜转移癌的可能。在动脉期采集患者造影的动态视频,可以很好地捕捉到动脉期的瘤体影像为沿动脉分支走行的瘤样扩张,随时间延长可见病变的荧光渗漏,最重要的是可以见到病变的搏动,有助于明确诊断。

七、合二为一

本原则包含两种含义。其一,随着同步造影仪器的出现及吲哚青绿造影在国内越来越多地使用,对于相当一部分的黄斑病变及脉络膜病变,我们建议进行荧光素眼底血管造影及吲哚青绿脉络膜血管造影同步使用,减少漏诊误诊。其二,对于有一定隆起度的病变,为了确定病变的层次,从三维角度更加全面了解病变,可以在不同角度对同一眼底进行照相,然后把两张角度略有差异的照片合成,利用立体镜或 +8~+10D 镜架对图片进行分析解读(图2-13、图2-14)。

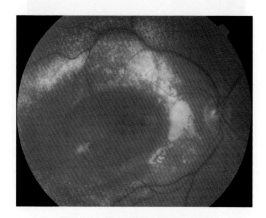

图 2-13　例 9 患者右眼眼底彩像

女性,55 岁,黄斑区基本正常,血管弓内大量渗出,可见拱环颞下部位的红色结节

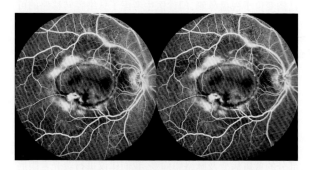

图 2-14　同一患者右眼 FFA 图片 (立体)

可见颞下动脉分支走行路径上瘤样扩张的强荧光改变,血管弓内可见椭圆形弱荧光边界,其外缘视网膜血管扩张荧光渗漏而内缘未见荧光渗漏。使用立体镜可以清晰地看到血管弓内囊样隆起的病灶。患者诊断:视网膜大动脉瘤合并视网膜囊肿,给予瘤体部位激光治疗

八、顾全大局

对于周边位置的病变、或可能累及周边位置的眼底病变,必要时需要对患者进行全景图片的摄取及分析(图2-15、图2-16)。

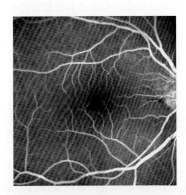

图 2-15 例 10 患者右眼 30 度 FFA 图像
未见到明显异常荧光

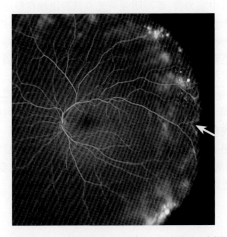

图 2-16 同一患者右眼 150 度 FFA 图像(为倒像)
可见颞侧周边大量视网膜血管瘤样强荧光,及视网膜毛细血管异常扩张、视网膜无灌注区(箭头示)。该患者诊断:Coats 病

总之,造影图片本身是非常简单的,只有两种颜色:黑与白,也只有两种异常荧光:强荧光与弱荧光。而强荧光中包括:荧光积存、荧光渗漏、荧光着染、透见荧光、假荧光。弱荧光中包括:低灌注和荧光遮蔽。但是,荧光素眼底血管造影图片的阅读分析是一个复杂的过程,一定要结合眼底彩照,并且和临床检查及其他相关检查结合,如超声、电生理、OCT 等检查,只有这样才可以最后诊断,这个过程的核心是对疾病的深刻理解,应该说这是一个漫长的过程,是一个不断思考不断积累的过程。

第二节　造影报告的书写

书写报告的过程体现的是读片者对该病变的分析及推理过程,因此,造影分析报告应以协助临床诊断及指导治疗为宗旨,力求重点突出、描述准确形象,把报告的书写当成是从论点、论据、到结论的议论文,而非纯粹描述性的记叙文。提倡言简意赅、突出重点,并且给予指导性建议,便于临床医生进行下一步的诊疗工作。

以中浆为例,要写明强荧光点是否出现在静脉早期、该荧光点的位置,尤其是静脉早期该荧光点与中心凹的距离,该荧光点的渗漏与否、渗漏形态、有无荧光积存、是否合并色素上皮脱离。出现的时间和病变的来源性质相关,其位置决定了治疗的方案,渗漏与否决定了病变的活动程度,亦是确定治疗方案需要考虑的一个重要因素。

同一种病变可能有不同的改变,应当对同一种病变的不同表现、不同病变的不同表现有所侧重,此处不一一赘述。但要牢记不可千篇一律、老生常谈,尽量遵循"一元论"来解释病变的原则。多次复查患者的报告中,要体现本次造影和上次造影的不同之处。

正 常 荧 光

第一节　荧光素在体内的循环路径

经肘前静脉注入——随静脉血回流到右心——通过肺循环至左心——经主动脉——颈动脉——眼动脉达眼底 (图 3-1)。

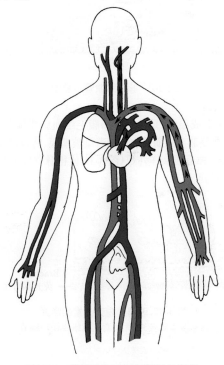

图 3-1　荧光素体内循环路径示意图

第二节　荧光素眼底血管造影分期

一、脉络膜期

脉络膜期也称为背景荧光期,特点如下:

(1) 早于视网膜荧光。

(2) 表现为斑块样分布。根本原因是由于脉络膜血管解剖决定(图 3-2)。

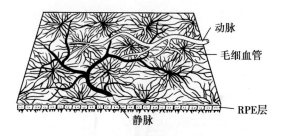

图 3-2　脉络膜血管示意图

(3) 形成原因:是由于脉络膜毛细血管渗漏荧光素,染料从脉络膜毛细血管中渗漏着染玻璃膜,将玻璃膜着染呈现出一种毛玻璃样外观(图 3-3),使得脉络膜循环的细节无法看到。

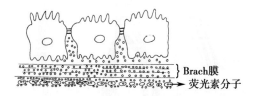

图 3-3　玻璃膜内荧光素的渗漏
玻璃膜着染荧光,无法看到脉络膜循环细节

（4）脉络膜背景光随时间延长增加。

（5）因为致密的视网膜色素上皮细胞及黄斑区视网膜内叶黄素的存在,正常人眼黄斑区几乎看不到背景荧光。

（6）如果有睫状视网膜动脉,也在此期显影。

（7）视盘也出现淡淡的荧光。视盘的血液供应主要来自睫状后动脉,因此,在此期视盘出现荧光(图 3-4)。

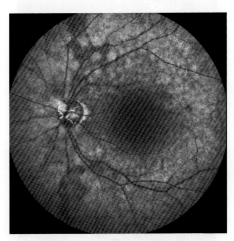

图 3-4　脉络膜期 FFA 图像
可见视盘荧光及脉络膜斑片样荧光充盈

二、视网膜动脉期

从动脉充盈开始至静脉充盈之前,一般为 1~1.5 秒(图 3-5)。

三、视网膜静脉期

视网膜静脉开始出现层流到静脉荧光减弱(图 3-6)。

静脉主干中荧光素染料先沿着血管壁边缘充盈的现象称为层流。随着时间的延长,当所属各小静脉荧光素的回流汇集到主干内并将其完全充满时,层流现象消失。

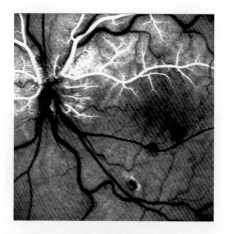

图 3-5 视网膜动脉期

鼻上及颞上视网膜分支动脉出现充盈,此期静脉尚未充盈

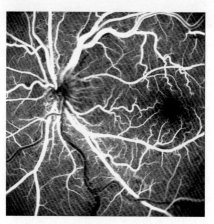

图 3-6 视网膜静脉期 FFA 图像

四、后期

一般在静脉注入荧光素后 10 分钟，视网膜血管内的荧光明显减弱甚至消失，只能看到微弱的脉络膜背景荧光。在造影后期，大的脉络膜血管，浸泡在其周围的染料池中，呈现相对弱荧光(图 3-7)。部分原因是因为染料回流入脉络膜毛细血管然后从静脉回流到血液的时间上的延迟性，更主要原因是因为血管外染料含量高，而血管内位于中央的红细胞柱周围只有薄薄的一层荧光素。

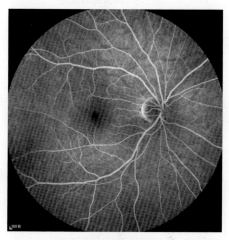

图 3-7 FFA 后期图片
脉络膜血管看似无荧光充盈，脉络膜血管之间却还有荧光表现

第三节 正常荧光的生理基础

荧光素眼底血管造影的生理基础在于视网膜内、外屏障的存在。

一、内屏障

视网膜血管的内皮细胞有紧密连接，正常情况下荧光素无法渗漏，构成了血视网膜屏障，也叫内屏障(图 3-8)。

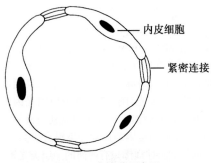

内皮细胞

紧密连接

图 3-8　内屏障示意图

二、外屏障

正常色素上皮间在色素上皮顶部有紧密连接,该连接封闭了细胞间隙,因此由脉络膜渗漏的荧光素是无法通过色素上皮到视网膜神经上皮层的,紧密连接构成了外屏障(图 3-9)。

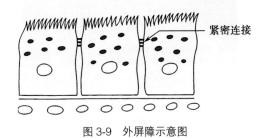

紧密连接

图 3-9　外屏障示意图

第四章　异常荧光

第一节　异常荧光的病理基础

对于荧光素眼底血管造影来说有内外两个重要的屏障,正常情况下荧光素是无法穿过的。任何一个屏障出现问题都会在荧光素眼底血管造影的图像上有所表现。

一、内屏障破坏

机械性的"牵拉"或者炎性介质造成内皮细胞紧密连接的打开(图 4-1)。

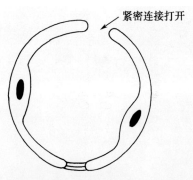

图 4-1　内皮细胞紧密连接打开示意图

前者可见于视网膜静脉阻塞中循环阻力的增加(图 4-2),或周围组织对视网膜血管的机械性牵拉。如黄斑前膜,膜组织会对其周围的小血管牵拉,造成内屏障的破坏。

后者如葡萄膜炎及其他各种原因引起的视网膜血管炎(图 4-3)。

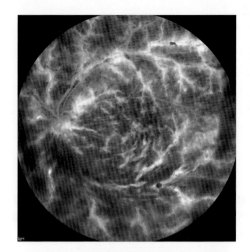

图 4-2　视网膜中央静脉阻塞 FFA 图像
可见视盘周静脉壁染

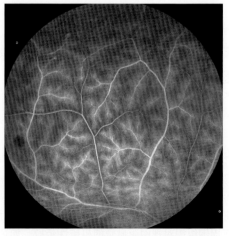

图 4-3　葡萄膜炎 FFA 图像
可见静脉大血管壁染及毛细血管荧光渗漏

较粗大的血管因为管壁的着染，表现为增粗、管径不均。一旦上述的致病因素解除，内皮细胞的连接得以修复，荧光素的渗漏就减轻或消失，因此，这也是评定疾病好转或治愈的指标。

内皮细胞的缺失也会造成荧光素的渗漏（图4-4）。

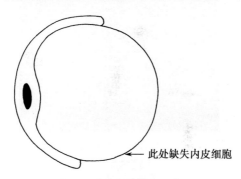

←此处缺失内皮细胞

图4-4　内皮细胞缺失示意图

糖尿病微血管瘤的渗漏通常是因为内皮细胞的丢失（图4-5、图4-6）。

内皮细胞有孔的情况下可以引起荧光素渗漏（图4-7）。

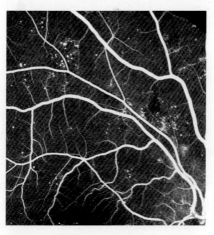

图4-5　糖尿病微血管瘤静脉 FFA 图像

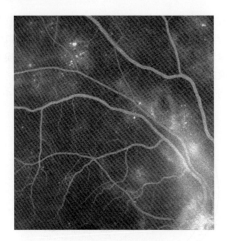

图 4-6　糖尿病微血管瘤后期 FFA 图像

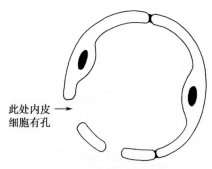

此处内皮
细胞有孔 →

图 4-7　内皮细胞有孔示意图

对于视网膜新生血管来讲,由于本身内屏障功能很不健全,荧光素自然渗漏较重(图 4-8)。

二、外屏障破坏

即色素上皮间的紧密连接破坏。紧密连接位于色素上皮顶部,封闭了细胞间隙。因此脉络膜渗漏的荧光素是无法通过色素上皮到视网膜神经上皮层的。可见于炎症、

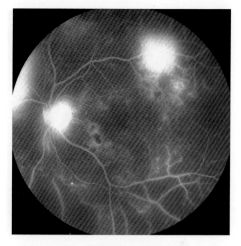

图 4-8　增生性糖尿病视网膜病变 FFA 图像
强荧光部位代表视网膜新生血管的存在

变性类疾病、肿物、脉络膜缺血等病变。荧光素眼底血管造影表现为 RPE 水平的荧光渗漏。

　　脉络膜缺血性病变如妊高症可致 RPE 多个部位破坏（图 4-9），在破坏部位可见到静脉早期荧光渗漏呈多个针尖样强荧光改变（图 4-10，图 4-11）。

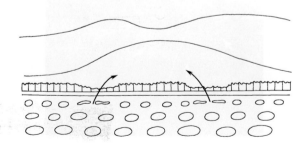

图 4-9　妊高症致外屏障破坏示意图
脉络膜毛细血管缺血闭塞，液体由此进入视网膜下

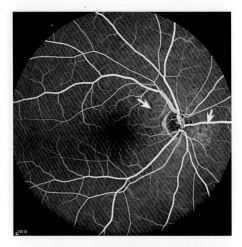

图 4-10　妊高症静脉早期 FFA 图像

视盘鼻侧可见弱荧光点(箭头),形成弱荧光改变的主要原因是脉
络膜缺血。其间强荧光点可能和缺血继发 RPE 改变有关

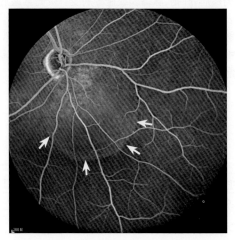

图 4-11　妊高症静脉后期 FFA 图像

视盘鼻下可见湖样荧光积存,边界清晰(箭头),为 RPE 破坏后荧
光素进入神经上皮层下聚集而成

变性类疾病 如老年黄斑变性、视网膜色素变性等(图
4-12,图 4-13)。

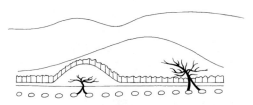

图 4-12　老年黄斑变性致外屏障破坏示意图

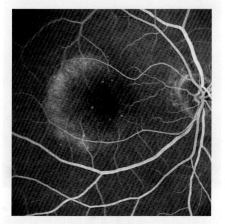

图 4-13　老年黄斑变性 FFA 图像

静脉期黄斑区显示类肾形强荧光灶,新生血管膜轮廓不清晰,提
示为隐匿性脉络膜新生血管可能

肿物如脉络膜转移癌、脉络膜骨瘤等(图 4-14,图
4-15)。

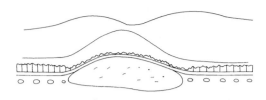

图 4-14　脉络膜占位致荧光素渗漏示意图

瘤体侵袭导致 RPE 隆起，RPE 本身及 RPE 间紧密连接即外屏障连续性破坏

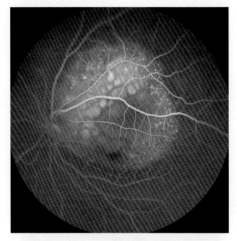

图 4-15　脉络膜转移癌 FFA 图像

可见多量强荧光点渗漏，表面限局性荧光积存和视网膜脱离对应

第二节　异常荧光的分类

一、强荧光(hyperfluorescence)

在眼底任何部位荧光强度的增加即为强荧光，包括 4 种情况。

1. 透见荧光　又称窗样荧光(window defect，WD)。当视网膜色素上皮色素脱失、黄斑区叶黄素密度降低，使得后极部脉络膜荧光可以看到(图 4-16)。

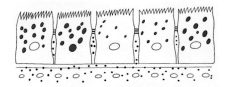

图 4-16　透见荧光示意图

RPE 细胞脱色素后更多激发光到达 RPE 下方,以及背景荧光受到色素遮挡减少,双重因素导致局部强荧光改变

　　荧光特点:与脉络膜荧光同步出现,造影期间随脉络膜荧光(或背景荧光)增强而增强,减弱而减弱,但大小形态始终不变(图 4-17,图 4-18)。

　　2. 荧光积存　又称荧光池染(pooling)。如果荧光素渗漏到了病变形成的空间中即为荧光积存(图 4-19)。

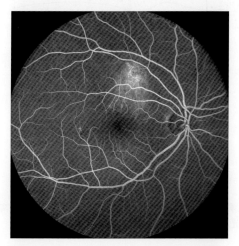

图 4-17　色素上皮改变的静脉早期 FFA 图像

视网膜色素上皮局灶性的脱色素或者薄变会在荧光素眼底血管造影早期显示为强荧光改变,因为会有更多的蓝色激发光到达脉络膜而且脉络膜荧光可见度会提高

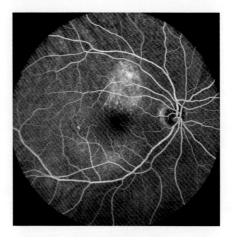

图 4-18　色素上皮改变的后期 FFA 图像

病变部位大部分荧光随背景荧光消退,其间一点显示荧光着染

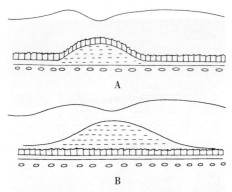

图 4-19　荧光积存示意图

A. 色素上皮脱离范围内荧光素积存;B. 限局性视网膜脱离范围内荧光素积存

　　荧光特点:因为荧光素从血管内离开进入到另外的空间内需要时间,因此,早期病变部位常常弱荧光改变(图4-20),后期随着积存扩大到某个解剖空间,并在尺寸、形状、浓度上有所增加(图4-21),即使在荧光素离开脉络膜和视网膜循环后,积存可持续存在。

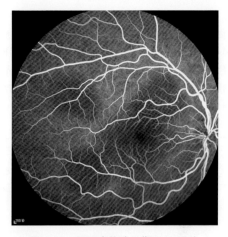

图 4-20　原田病静脉早期 FFA 图片

可见后极部数个湖样弱荧光改变,对应的眼底改变为数个限局性视网膜脱离

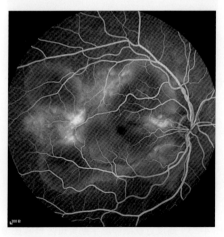

图 4-21　原田病静脉后期 FFA 图片

可见后极部数个湖样荧光积存,其边缘部位的荧光较中央略强,需要较长时间的荧光素渗漏才可达到荧光强度基本均一

3. 荧光着染　当荧光素渗漏到组织中而非解剖空间里,叫做着染(staining)(图 4-22)。瘢痕或萎缩灶中央的脉络膜毛细血管闭锁,边缘开放,荧光素从此渗漏使瘢痕边缘着染。视盘组织内的正常毛细血管不渗漏荧光,但其周围的脉络膜毛细血管荧光渗漏,可以使其边缘的结缔组织着染。

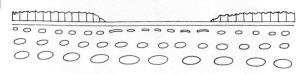

图 4-22　荧光着染示意图

荧光特点:随着时间的延长强度轻微增加,至造影后期强度及范围不变(图 4-23,图 4-24)。

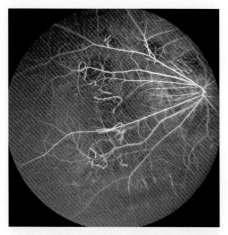

图 4-23　高度近视眼静脉早期黄斑区 FFA 图像
黄斑区可见大小不一弱荧光灶改变,和该区域脉络膜毛细血管萎缩有关

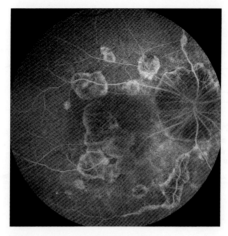

图 4-24　高度近视眼静脉后期黄斑区 FFA 图像

后期在萎缩灶边缘可见边界相对清晰强荧光,主要是来源于其周围正常的脉络膜毛细血管的荧光渗漏

4. 荧光渗漏　内屏障破坏(图 4-1)或外屏障的不完善(图 4-9)都可以引起荧光渗漏(fluorescein leakage)。广义的荧光渗漏也包括荧光积存和荧光着染,因为后两者的前提条件是荧光素分子的渗漏;狭义的荧光渗漏不包括这两种情况。

荧光特点为:强荧光局限于病灶区,随着时间的延长强度增加,强荧光改变的边界不清(图 4-6 和图 4-8)。

二、弱荧光(hypofluorescence)

任何原因使正常眼底荧光强度降低或荧光消失均称为弱荧光,包括两种情况。

1. 遮蔽荧光　位于胶片平面和荧光区域之间的组织成分和液体对正常荧光的遮挡。血色素和色素上皮是主要成分,还可有致密渗出、瘢痕组织、肿瘤、异物以及屈光间质混浊等(图 4-25)。

荧光表现根据遮蔽物质的位置不同而不同(图 4-26~图 4-28)。

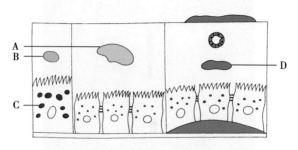

图 4-25　遮蔽荧光示意图
A. 渗出　B. 叶黄素　C. 黑色素　D. 出血

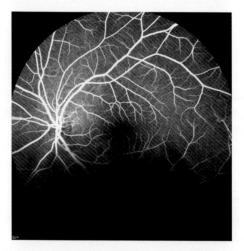

图 4-26　玻璃体积血导致视网膜荧光不清或不见
玻璃体积血位于视网膜前方,将视网膜荧光遮挡

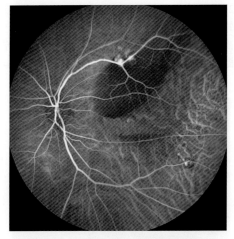

图 4-27　视网膜下出血致遮蔽荧光

该图片为 ICGA 图片,出血位于视网膜和脉络膜间,因此视网膜血管走行清晰可见,但是无法看到出血部位的脉络膜荧光

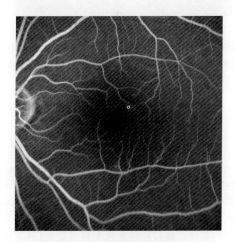

图 4-28　黄斑区 FFA 图片

生理状态下黄斑区高密度叶黄素可遮蔽背景荧光,中心凹处 RPE 大且含有更多黑色素,二者共同作用是黄斑区荧光较暗的原因

2. 充盈障碍　由于病理原因使视网膜、脉络膜和视神经的血管或其供应区域血液灌注不足导致的弱荧光。

视网膜毛细血管的闭塞,即形成荧光素眼底血管造影中常提到的无灌注区(non-perfusion area,NPA)(图 4-29)。

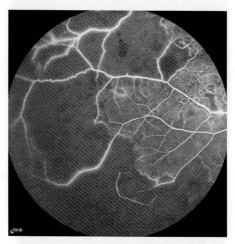

图 4-29　视网膜毛细血管无灌注
无灌注区仍可见脉络膜背景荧光,与其附近有毛细血管荧光充盈的区域形成鲜明对比。无灌注区内的颜色更暗区为遮蔽荧光

第三节　三种和血管通透性无关的异常荧光

1. 自发荧光　一些病理改变如视盘玻璃疣、RPE 上的大玻璃疣及视网膜上的星状细胞错构瘤、一些黄斑营养障碍疾病中脂褐质的沉积,在荧光素注射前就可发出相当强烈的荧光而使胶片感光称为自发荧光(图 4-30 和图 4-31)。

2. 反射荧光　当激发滤光片与栅滤光片匹配较好时,渗到眼部屈光间质内的染料在受到激发后,发出黄绿

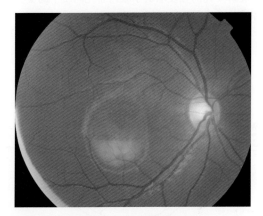

图 4-30 Best 病彩色眼底像

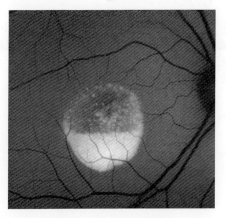

图 4-31 Best 病自发荧光

色荧光,后期通过浅色、非荧光的病灶会反射形成荧光病灶。反射荧光的强度取决于眼内屈光间质中的荧光素浓度和反射区的白色程度(图4-32)。

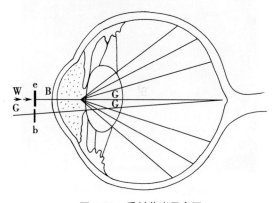

图4-32　反射荧光示意图
W.白光　B.蓝光　G.绿光　e.激发滤光片　b.栅滤光片
点状颗粒:渗漏的荧光素分子

　　3. 假荧光　当激发滤光片与栅滤光片匹配不当时,白色或者浅色的非荧光病变,会将蓝色的激发光反射绕过栅滤光片,从而在血管造影上显示出荧光。这种并非由于荧光素受激发而产生的荧光叫假荧光。

第五章

黄 斑 病 变

第一节 玻 璃 疣

玻璃疣并不是 AMD 的特有改变,它是一种年龄相关性的变化。德文中玻璃疣的含义是结节。玻璃疣有三种,基底板层玻璃疣、硬性玻璃疣、软性玻璃疣。

一、基底板层玻璃疣

位于 RPE 细胞质膜和基底膜间(图 5-1)。

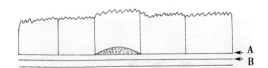

图 5-1 基底板层玻璃疣示意图
A. 色素上皮细胞基底膜 B. Bruch 膜

彩色眼底像中,基底板层玻璃疣显示为圆形、轻微隆起的视网膜下黄色小结节,有时聚集成簇(图 5-2)。这种改变可见于年轻患者。

荧光素眼底血管造影对其显示度优于活体显微镜。在荧光素眼底血管造影中,它的特点是小而密集,在动静脉期表现强荧光,使得眼底呈"星空样"、"银河样"外观,然后慢慢消退。这是因为透明物质如玻璃疣在色素上皮下积聚,导致色素上皮变薄和色素颗粒播散时,就形成了脉络膜背景荧光的透见即所谓窗样荧光(图 5-3)。

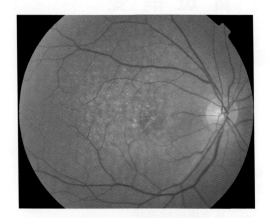

图 5-2　基底板层玻璃疣

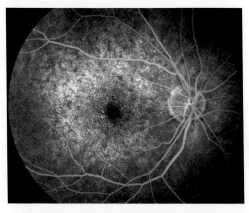

图 5-3　基底板层玻璃疣 FFA 图像

二、硬性玻璃疣

位于色素上皮基底膜和 Bruch 膜内胶原层之间,硬性玻璃疣表面的 RPE 常常变薄、脱色素,疣两侧的 RPE 则高色素及肥大(图 5-4)。

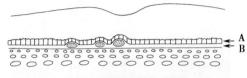

图 5-4　硬性玻璃疣示意图
A. RPE 细胞　B. Bruch 膜

彩像中显示为离散的、小的、黄色结晶样透明沉积物(图 5-5)。

硬性玻璃疣常在造影几分钟之内荧光达到高峰,然后随着背景光而逐渐消退(图 5-6)。硬性玻璃疣多见于年轻人,并不会导致黄斑变性。随着年龄增长没有数量增多。不过,数量过多时可能会预示色素上皮萎缩。

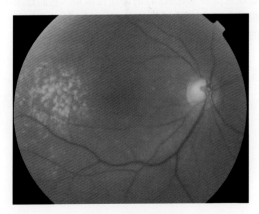

图 5-5　硬性玻璃疣

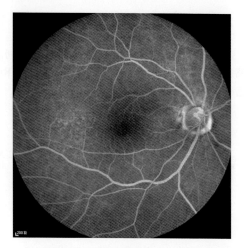

图 5-6 硬性玻璃疣 FFA 图像

三、软性玻璃疣

可能代表了弥漫性基底线性沉积物(位于 RPE 基底膜外)的强化,也代表了弥漫性基底板层沉积物(位于 RPE 细胞质和基底膜间)的局灶性聚集。它们逐渐增大互相融合,也叫融合性玻璃疣,形成了多个不规则的局灶性的色素上皮脱离(图 5-7)。

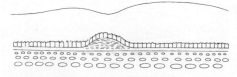

图 5-7 软性玻璃疣示意图

眼底显示为黄白色病灶,边界不清(图 5-8)。

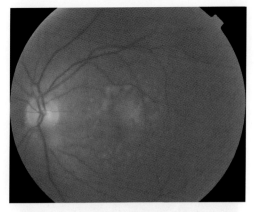

图 5-8　软性玻璃疣

在荧光素眼底血管造影上,软性玻璃疣显示早期弱荧光(图 5-9),后期显示强荧光但没有荧光渗漏(图 5-10)。这种时间上的延迟,可能是因为由于这种玻璃疣的厚度以及其和下方 Bruch 膜的脂质含量较高造成的,而不是脉络膜循环充盈延迟。

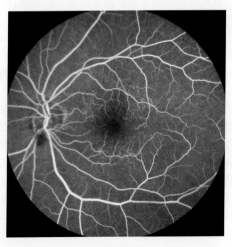

图 5-9　软性玻璃疣 FFA 图像

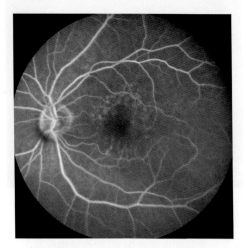

图 5-10　软性玻璃疣 FFA 后期图像

　　总之,因为三种玻璃疣在解剖层次、组织成分、发展变化上均有不同,眼底改变和荧光素眼底血管造影也有区别。玻璃疣在荧光素眼底血管造影上的表现,取决于玻璃疣的成分、大小、高度、表面色素上皮色素含量、及色素上皮与 Bruch 膜之间物质的均一性。大多数玻璃疣都会产生边界清晰的强荧光改变。其荧光出现的时间,取决于 Bruch 膜和 RPE 下物质的荧光着染速度以及它们的透明度。

　　玻璃疣不总局限在黄斑区,有一些患者中可能会出现在视盘鼻侧;另外一些患者中可能在黄斑周围,特别是在血管弓附近的区域。眼底周边部也可见到广泛的、散在分布的玻璃疣(图 5-11)。与后极部的玻璃疣相比,这些玻璃疣在基底部有一种色素晕环。在一些患者中,这种玻璃疣呈连续性、线性、三面放射样方式分布,使眼底中周部呈现出一种显著的色素性网格(图 5-12 和图 5-13)。这种改变在鼻侧视网膜比较明显。我们一般把它叫做老年性网格状色素变性。

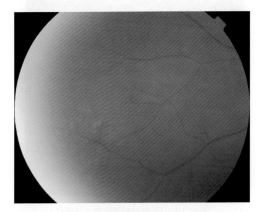

图 5-11　眼底周边部散在玻璃疣

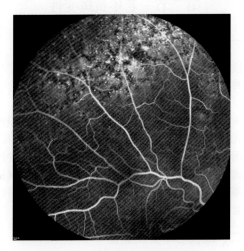

图 5-12　周边玻璃疣（颞上方向）

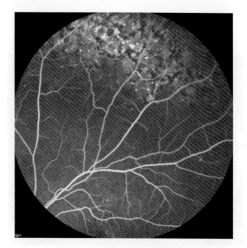

图 5-13　周边玻璃疣(鼻上方向)

第二节　老年黄斑变性

一、干性老年黄斑变性

以黄斑区玻璃疣、地图样视网膜脉络膜萎缩且伴有视功能异常为特点(图 5-14)。单纯玻璃疣不伴有视功能异常的,只是一种年龄性的变化。

荧光素眼底血管造影中,萎缩区内早期的荧光显示为弱荧光或者强荧光,取决于脉络膜毛细血管闭塞的程度,完全闭塞显示早期弱荧光(图 5-15),没有完全闭塞并伴有 RPE 改变时,可显示为强荧光改变,造影后期荧光素从没有闭塞的脉络膜毛细血管渗漏,通过破坏的 RPE 屏障使病灶着染(图 5-16)。

二、湿性老年黄斑变性

以黄斑区存在脉络膜新生血管膜为特点。湿性中,以荧光素眼底血管造影中是否可以看到清晰的 CNV 轮廓又分为经典型、隐匿型、混合型(即病灶在荧光素眼底血管造

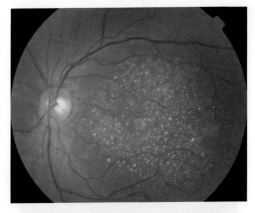

图 5-14　干性老年黄斑变性彩色眼底像

血管弓内可见视网膜深层颗粒样黄白色病变(drusen)及青灰色色素上皮改变(脉络膜萎缩灶)

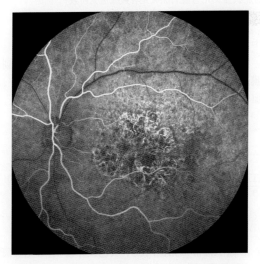

图 5-15　干性老年黄斑变性 FFA 静脉早期图像

静脉早期可见黄斑区大片背景弱荧光改变,提示脉络膜毛细血管闭塞

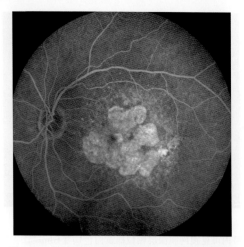

图 5-16　干性老年黄斑变性 FFA 静脉后期图像

造影晚期可见黄斑区图 5-15 示弱荧光部位荧光着染　环绕该病变的点状强荧光为玻璃疣荧光着染或透见所致

影中部分经典部分隐匿）。

　　经典型病变中，新生的血管突破了色素上皮进入到视网膜下间隙的时候，因为视网膜神经上皮的透见性好，新生血管膜肉眼可见（图 5-17）。

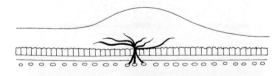

图 5-17　经典型湿性老年黄斑变性示意图

　　彩像中常常见到视网膜下灰色膜样物质，可见黄斑区出血、渗出（图 5-18）。

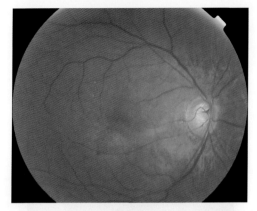

图 5-18　经典型湿性老年黄斑变性彩色眼底像
拱环颞下部位视网膜下可见灰白色病灶,伴有限局性视网膜水肿

　　荧光素眼底血管造影中可以清晰显示 CNV 轮廓。新生血管内皮不完整,荧光素分子可以渗漏(图 5-19,图 5-20)。

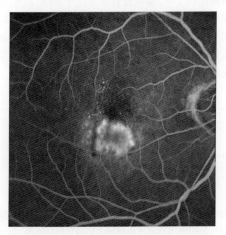

图 5-19　经典型湿性老年黄斑变性 FFA 静脉早期图像
静脉期显示拱环颞下边界相对清晰的强荧光改变,病变扁平呈膜样

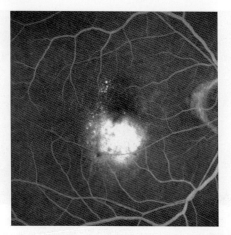

图 5-20　经典型湿性老年黄斑变性 FFA 静脉后期图像
静脉后期显示膜样强荧光灶荧光增强渗漏,其上方点状强荧光系玻璃疣荧光着染所致

隐匿型病变中,新生血管常常位于 RPE 下方,色素上皮与视网膜相对正常。CNV 可以通过 Bruch 膜破口进入到色素上皮下。新生毛细血管及其表面色素上皮基底部粘连较紧密(图 5-21)。因此,浆液性渗出或者出血更容易发生在新生血管膜边缘。

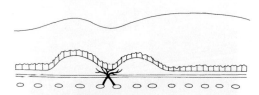

图 5-21　隐匿型湿性老年黄斑变性示意图
脉络膜新生血管位于 RPE 下方,病变渗漏引起色素上皮脱离、外屏障破坏,从而渗出液进入视网膜下引起视网膜脱离

彩像中常常有遮蔽因素比如出血、渗出、PED 的存在，而不能见到灰色膜样物质。任何一种形状不规则的色素上皮脱离，都提示我们有新生血管膜存在(图 5-22)。

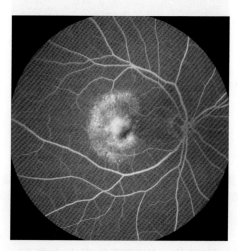

图 5-22　隐匿型湿性老年黄斑变性 FFA 静脉早期图像
静脉早期显示黄斑区肾形强荧光改变,病变内荧光强弱不均,未见边界清晰的膜样强荧光改变

荧光素眼底血管造影中无法清晰显示 CNV 轮廓。血管性浆液性色素上皮脱离中,可见到随着时间的延长荧光素眼底血管造影上显示(肾形)PED 的荧光积存改变(图5-23),而无法见到 CNV 的轮廓,在 ICGA 上则常常可以清晰呈现 CNV。这可能是因为大分子蛋白物质和(或)血液色素存在于渗出物内,使得荧光渗漏着染更慢,因为 PED 下血液或者纤维血管组织分布不匀,色素上皮下的荧光积存也不完全。

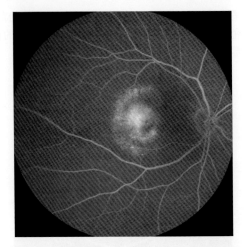

图 5-23　隐匿型湿性老年黄斑变性 FFA 后期图像
造影后期病变部位荧光较图 5-22 略增强，边界相对不变

第三节　视网膜色素上皮撕裂

　　隐匿性的视网膜色素上皮下的新生血管边缘的渗出物、非血管性的浆液性色素上皮脱离，对 RPE 产生一定的局部压力，在这种压力的作用下，自发或激光刺激后，可能会出现急性的色素上皮撕裂。有 CNV 的 PED，通常撕裂出现在 CNV 所在位置的对侧。色素上皮撕裂缘向视网膜下新生血管组织的方向卷缩、回退（图 5-24）。

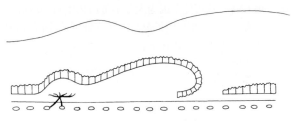

图 5-24　视网膜色素上皮撕裂示意图

彩像中常常可见半月形无色素区,部分病例可见撕裂边缘的卷边(图 5-25)。

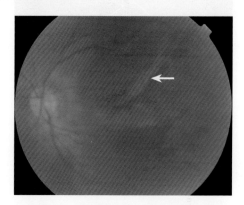

图 5-25 视网膜色素上皮撕裂彩色眼底像
箭头所示为撕裂的色素上皮的卷边

RPE 撕裂区域中荧光素眼底血管造影显示为和撕裂区域对应的明亮的荧光着染。RPE 的卷边显示为条形的荧光遮蔽(图 5-26)。ICGA 中没有了 RPE 的遮挡,撕裂区脉络膜血管的荧光更加明亮清晰(图 5-27)。

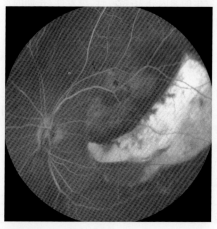

图 5-26 视网膜色素上皮撕裂 FFA 图像

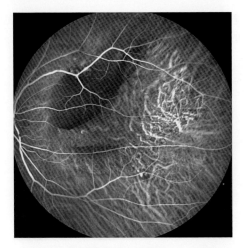

图 5-27 视网膜色素上皮撕裂 ICGA 图像

第四节 黄 斑 裂 孔

是指黄斑区视网膜神经上皮层的板层或者全层缺失。根据其发生的原因分为：特发性、继发性（长期的水肿囊腔内壁的破裂、玻璃体牵拉、激光性或钝伤性外伤）。此处主要讲特发性黄斑裂孔。

典型的全层黄斑裂孔表现为视网膜脱离边缘晕环（图5-28）及孔内黄色沉积物存在。

由于视网膜神经上皮层本身的透明性，其缺失不会造成荧光改变。如果伴有其下方色素上皮的改变，则会引起相应的荧光改变（图 5-29）。

类似全层黄斑裂孔的病变

中心凹旁毛细血管扩张症中 CME 及大的中央囊腔在彩像中类似黄斑裂孔（图 5-30），但是注意：没有全层黄斑裂孔典型的视网膜脱离边缘晕环、及孔内黄色沉积物存在。通过造影可以见到扩张的毛细血管及荧光渗漏（图5-31）。

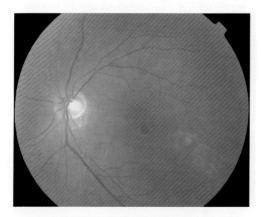

图 5-28　黄斑裂孔彩色眼底像

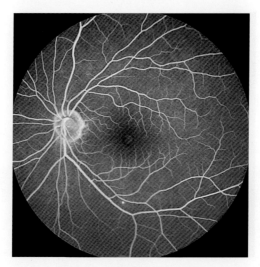

图 5-29　黄斑裂孔 FFA 图像

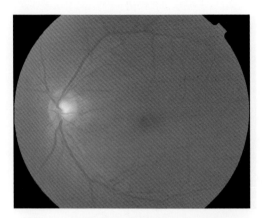

图 5-30　中心凹旁毛细血管扩张症彩色眼底像

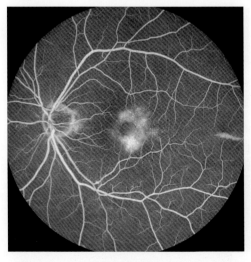

图 5-31　中心凹旁毛细血管扩张症 FFA 图像

　　其他需要和黄斑裂孔鉴别的还有内层板层裂孔、视网膜前膜内裂孔(假性裂孔)(图 5-32)、RPE 地图样萎缩、小的局灶性 CSC、先天性视盘小凹。

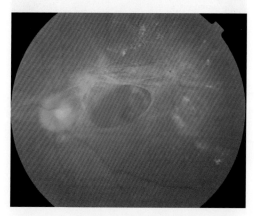

图 5-32　增生性糖尿病视网膜病变彩色眼底像
血管弓内增生膜中央没有增生,类似黄斑裂孔

第五节　黄斑前膜

　　根据其形成原因分为特发性和继发性。造影的目的在于:①明确其形成的原因,如果明确为继发性黄斑前膜,可以考虑对其原发病进行治疗。②明确黄斑前膜造成的局部的荧光渗漏状态,对玻璃体手术剥膜术前进行评估。

　　检眼镜下常常可见黄斑区玻璃纸样反光、黄斑区小血管的走行改变(图 5-33)。

　　荧光素眼底血管造影中,可以清晰该病变导致的拱环缩小、拱环周围的小血管受到牵连扭曲变形(图 5-34)。黄斑区小血管受到牵拉后可以有荧光渗漏。

　　考虑可能为继发性黄斑前膜的患者,应该对周边眼底进行检查,以排除周边裂孔或视网膜血管病变(图 5-35)。荧光素眼底血管造影中可见到来自相应部位的原发病的荧光改变。

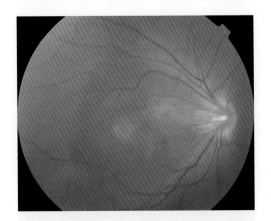

图 5-33　黄斑前膜彩色眼底像

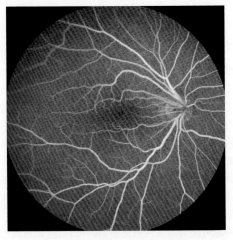

图 5-34　黄斑前膜 FFA 图像

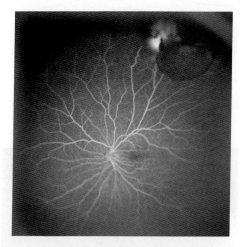

图 5-35 继发性黄斑前膜 FFA 图像
全景图下可见周边荧光渗漏灶合并视网膜囊肿形成，给予病灶激光治疗后前膜消退

第六节 中心性浆液性脉络膜视网膜病变

中心性浆液性脉络膜视网膜病变（central serous chorioretinopathy, CSC）简称中浆。目前认为该病是由于脉络膜血管的自身调节功能紊乱，脉络膜血管通透性增高，从而导致液体渗漏增加，渗漏处的液体导致 RPE 下压力的不断积累，从而出现色素上皮脱离，压力累积到一定程度，可能从 PED 边缘或者穹隆顶端破口进入视网膜神经上皮下，导致渗出性视网膜脱离（图 5-36）。在此过程中，RPE 只是继发性损害，原发部位在脉络膜。

彩像可见边界清晰、圆形或者椭圆形的视网膜轻微隆起，视网膜下的液体一般也是清亮的。可能会有一些小的黄色圆点（图 5-37）。

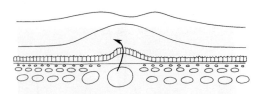

图 5-36　中浆示意图

脉络膜大血管扩张,通透性增加,液体从脉络膜进入 RPE 下,导致微撕裂后进入神经上皮层下

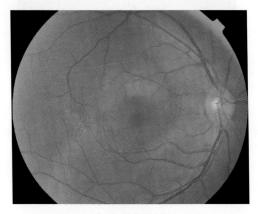

图 5-37　典型中浆彩色眼底像

黄斑区视网膜限局性脱离,边界清晰,可见视网膜下方黄色点状沉积物

　　荧光素眼底血管造影中,常常可见 RPE 破口处早期显示强荧光点,随时间延长表现为墨迹样(图 5-38)或者炊烟样的荧光素渗漏。

　　大概 10% 眼中,可能在视网膜下空间有灰白色浆液纤维素性渗出(图 5-39),这种改变可能被误认为局灶性的急性视网膜炎、视网膜缺血梗阻、或者视网膜下新生血管膜。

　　荧光素眼底血管造影中,和黄白色病灶对应的部位常常可以见到强烈的荧光素渗漏(图 5-40)。吲哚青绿造影中也常常可见荧光渗漏,这和该部位纤维渗出较多,而吲哚青绿分子和纤维蛋白较高亲和性有关。

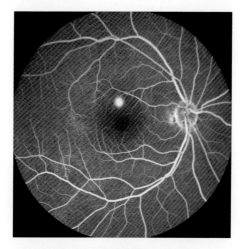

图 5-38　典型中浆 FFA 图像

渗漏点位于拱环外，随时间延长逐渐增强，类似墨迹扩散于纸面。
对应于视网膜下液体的部位，可见到相对背景弱荧光改变

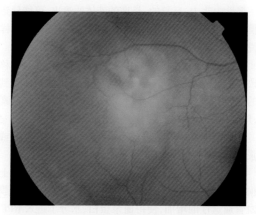

图 5-39　中浆伴纤维素性渗出彩色眼底像

视网膜下灰白色、混浊渗出物，和图 5-37 相对清亮的视网膜下液
体形成鲜明对比，此类病例常常没有视网膜下点状沉积物

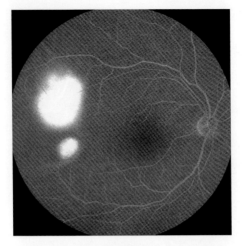

图 5-40　中浆伴纤维素性渗出 FFA 图像
和图 5-38 相比,可见这种伴有纤维素性渗出的中浆患者常常渗漏更加强烈

　　慢性中浆中,反复的、长期的液体的渗出,可能导致视网膜脱离部位不规则的、圆形的、或者瓶颈样的、斑驳样色素脱失病灶(图 5-41)。

　　荧光素眼底血管造影中,可见到由于 RPE 脱失、移行导致的透见荧光,后期随着背景荧光而消退。液体受到重力的影响向下流动,从而导致下方视网膜大片的色素变动,形成"水道"、"烧瓶"样强荧光带(图 5-42)。

　　一部分患者中单独表现为浆液性色素上皮脱离,或者与浆液性神经上皮脱离合并存在(图 5-43)。

　　这种非新生血管性色素上皮脱离,可能和色素上皮的损害、色素上皮 -Bruch 膜间黏附性降低相关,脉络膜毛细血管通透性的增加,使得血浆蛋白、水分子进入 RPE 下方,荧光素眼底血管造影中表现出迅速的、均一的、边界相对规则的荧光着染(图 5-44)。

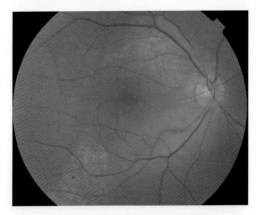

图 5-41　慢性中浆彩色眼底像

血管弓内视盘颞上、视盘鼻侧和拱环颞下部位可见色素上皮改变

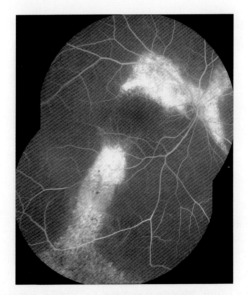

图 5-42　慢性中浆 FFA 图像

和图 5-41 中显示的色素上皮改变对应部位，在荧光素眼底血管造影中显示强荧光并且未见荧光渗漏，其中拱环颞下部位显示为水道样强荧光带

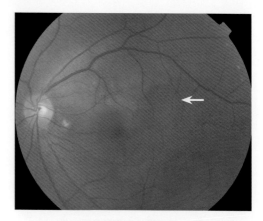

图 5-43 浆液性色素上皮脱离彩色眼底像

可见位于拱环颞上清晰可见边界清晰的色素上皮脱离病灶

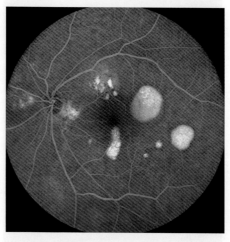

图 5-44 浆液性色素上皮脱离 FFA 图像

和图 5-43 相比，更加清晰地显示多个大小不同的荧光积存灶，病灶内部荧光均匀、边界清晰

在黄斑区浆液性脱离的患者中,如果在荧光素眼底血管造影中,没有发现渗漏,有以下几种可能:①渗漏在黄斑区以外,特别是病变区上方。②渗漏已经愈合,脱离区可能会在短时间内很快消失。③有周边视网膜裂孔、或者脉络膜肿物(通常是位于上方的脉络膜肿物)。④先天性的视盘小凹。⑤特发性葡萄膜渗漏综合征。

第七节 息肉样脉络膜血管病变

息肉样脉络膜血管病变(polypoidal choroidal vasculopathy, PCV)被认为在导致亚洲患者浆液血性黄斑病变潜在原因中占有显著的比例,它出现的年龄比典型的老年黄斑变性通常要早 10~20 年;另外一个非常有趣的特点是它的双侧性。目前尚不明确其发病机制,但是已经知道 PCV 主要累及脉络膜内层血管。PCV 可以和 CNV 共同存在于一眼,或者分别存在于不同的眼。

确诊基于眼底检查和吲哚青绿造影表现,确诊至少应该符合二者之一:眼底检查可见视网膜下橘红色隆起病灶(图 5-45),和(或)ICGA 中见到特征性的息肉样的病灶(图 5-46)。

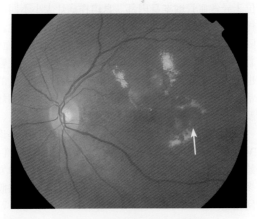

图 5-45 息肉样脉络膜血管病变

箭头示处为橘红色病灶,血管弓内可见多处硬渗,未见出血

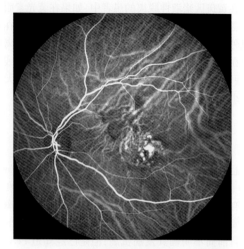

图 5-46　息肉样脉络膜血管病变 ICGA 图像
可见息肉样改变的脉络膜血管及分支血管网

　　疑诊要满足:在 ICGA 中仅可见异常血管网(图 5-46),和(或)复发性的出血、浆液性 PED。

　　大多数眼内,这种息肉样病灶位于血管网末端,但也可位于异常血管本身内部。息肉样病灶大小不同。息肉样的病灶不仅仅是血管末端的息肉样扩张,而是包含了不同的血管异常,比如簇状的微血管瘤扩张和环样血管。随着时间推移,息肉样病灶的形状会改变。内部的血管结构也可以发生变化。要注意到,构成息肉样病灶血管的管径常与互相连接血管网的管径类似。因此,息肉样病灶是累及不同大小脉络膜血管的一组异常疾病。

　　总之,PCV 的临床表现及 ICGA 的特征性改变是诊断PCV 的重要工具。ICGA 被认为是该疾病诊断金标准:在开始注射 ICG 造影剂 5 分钟内,脉络膜循环中出现单发或者多发的强荧光结节状病灶,无论其是否与异常脉络膜血管网相通。

基于临床模式的 PCV 分类

1.安静型　有息肉,没有视网膜下或视网膜内的液体或出血(图 5-47 和图 5-48)。

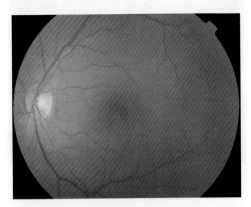

图 5-47　安静型 PCV 彩色眼底像

未见出血、渗出、橘红色改变

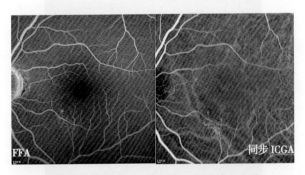

图 5-48　安静型 PCV 同步 FFA 和 ICGA 图像

荧光素眼底血管造影中没有荧光素渗漏,透过神经上皮层隐见脉络膜异常血管网轮廓;吲哚青绿造影中可见脉络膜异常血管网及息肉样强荧光

2. 渗出型　没有出血,可包括视网膜神经层增厚、神经上皮层脱离、PED 和视网膜下脂类渗出(图 5-49 和图5-50)。

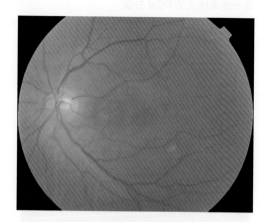

图 5-49　渗出型 PCV 彩色眼底像
仅见色素上皮脱离

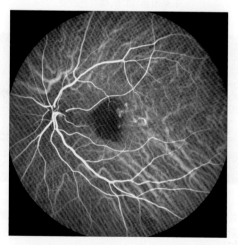

图 5-50　渗出型 PCV ICGA 图像
可见息肉样强荧光及其边缘肾形弱荧光改变,这种弱荧光是由于
息肉样病灶渗漏的液体遮蔽背景荧光而致

3. 出血型 任何小于 4MPS 的出血,有或者没有上述的特点(图 5-51 和图 5-52)。

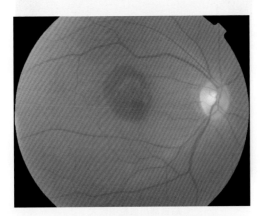

图 5-51 出血型 PCV 彩色眼底像
眼底改变以出血为主

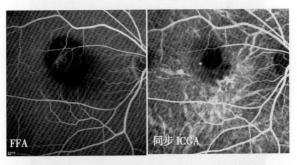

图 5-52 出血型 PCV 同步 FFA 和 ICGA 图像
可见吲哚青绿造影息肉样强荧光,同步荧光素眼底血管造影示出血性荧光遮蔽灶内见来自息肉样病变的荧光素渗漏

4. 大量出血型 出血至少在 4MPS,有或者没有上述特点(图 5-53 和图 5-54)

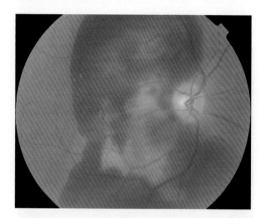

图 5-53 大量出血型 PCV 彩色眼底像
后极部出血范围较大

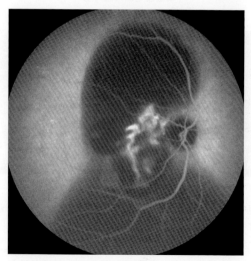

图 5-54 大量出血型 PCV ICGA 图像
早期仅见荧光遮蔽灶颞侧的数个息肉样强荧光,后期显示了异常
分支血管网

第八节 特发性脉络膜新生血管

在我国也被称为中心性渗出性脉络膜视网膜病变。多见于年龄小于 50 岁的 CNV 患者。中心性代表发病部位即黄斑部，渗出性代表该疾病常常伴有出血水肿，脉络膜视网膜病变代表该病常常累及脉络膜视网膜。近年来研究并未证实该病的明确病因，国外将此病称为特发性脉络膜新生血管。如果不伴有明显的眼内炎症反应或其他促使血管发生的因素，这种 CNV 定义为特发性脉络膜新生血管。其发病原因不明。

眼底表现为黄斑中心凹或其附近、孤立的、1/4~2/3 个视盘直径（DD）大小、灰黄色或黄白色的渗出病灶，伴有水肿，片状、弧形或环形出血（图 5-55）。

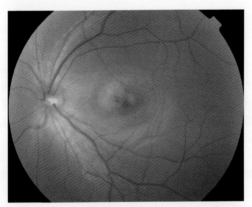

图 5-55 特发性脉络膜新生血管彩色眼底像
黄斑区大小 2 处灰黄色病灶，围绕病灶可见圆形水肿

荧光素眼底血管造影动脉期即可见到病灶荧光充盈，病灶周围的弱荧光改变和彩像中的出血相对应，随着时间延长病灶荧光增强渗漏边界模糊（图 5-56）。

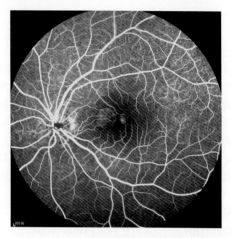

图 5-56 特发性脉络膜新生血管 FFA 图像

在荧光素眼底血管造影中常常可显示边界清晰的新生血管膜

第九节 视网膜瘤样血管增生

视网膜瘤样血管增生（retinal angiomatous proliferation, RAP）是近 10 年来才逐渐被认识的一种新生血管性病变。有研究认为该病的发展和 I 型及 II 型 CNV 均不相同，是起源于视网膜，向脉络膜方向发展，进而形成视网膜脉络膜血管吻合。

I 期 视网膜内新生血管（IRN）期。RAP 最早表现为起源于黄斑区中心凹旁的深层毛细血管网的毛细血管增生。OCT 中可见到视网膜内外丛状层的高反射灶。

眼底检查可见 IRN 周围视网膜水肿、渗出，偶见视网膜内出血（图 5-57）。

荧光素眼底血管造影表现为与血管瘤样病灶相连的早期局灶强荧光，可能因为病灶荧光渗漏而无法看清新生血管是否存在，后期可伴有黄斑区囊样水肿（图 5-58）。

ICGA 表现为与新生血管相对应处的热点（hot spots）或局灶强荧光（图 5-59），可能伴有或者不伴有与之吻合的动静脉血管。

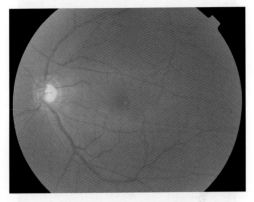

图 5-57　I期 RAP 彩色眼底像

此期眼底检查常常见到视网膜水肿、渗出，但极早期病变微小时，可以没有明显眼底改变

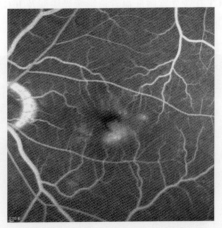

图 5-58　I期 RAP FFA 静脉后期

图 5-57 病例仅在荧光血管造影中显示轻微囊样水肿及荧光素渗漏

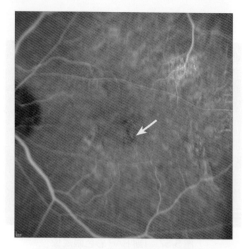

图 5-59　I期 RAP ICGA 图像
箭头指示部位可见"热点"样强荧光改变

　　OCT 在荧光素眼底血管造影荧光渗漏及 ICGA 点状强荧光部位可见外丛状层高反射灶(图 5-60)。

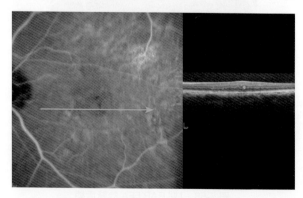

图 5-60　I期 RAP 相干光断层图像
该图系 5-59 同步相干光断层图像,对应于图 5-59 中"热点"病灶,可见外层视网膜高反射病灶

Ⅱ期　视网膜下新生血管(SRN)期。当 IRN 扩展至视网膜光感受器层以下,进入视网膜神经上皮层下腔即形成SRN,此期新生血管可达 RPE 层。OCT 显示为视网膜神经上皮层和 RPE 间的高反射团块,可以与或者不与 RPE 融合,可以伴有或者不伴有 PED,但是和脉络膜并没有明显的联系。因此,Ⅱ期又分为:Ⅱ期伴 PED 和Ⅱ期不伴 PED。

临床表现为病灶周围小片出血、视网膜内水肿、硬渗(多为环形)、白种人常常有玻璃疣(图 5-61)。

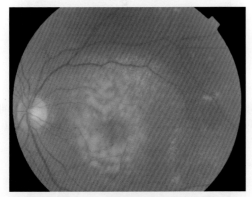

图 5-61　Ⅱ期 RAP 彩色眼底像

眼底可见明显的水肿、渗出,玻璃疣常见于白人患者,但该例患者可见较多玻璃疣

荧光素眼底血管造影诊断此期病变作用不大,还往往起误导作用。因为存在 IRN、SRN、浆液性 PED,荧光素很容易早期即渗漏到视网膜内、视网膜下腔、RPE 下,形成边界清晰或不清晰的强荧光区,表现为边界不清的强荧光中相对较强的强荧光灶。因此,RAP 的荧光素眼底血管造影表现类似隐匿性或轻微经典性 CNV(图 5-62),单用荧光素眼底血管造影检查不足以显示所有 RAP 的新生血管灶。

吲哚青绿染料则难以渗入视网膜下腔或 RPE 下,从而清晰显示新生血管,此时病灶为边缘清晰的新生血管(图 5-63),有时呈倒置蘑菇状,滋养动脉和引流静脉以

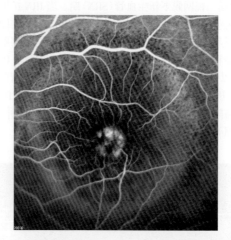

图 5-62　Ⅱ期 RAP FFA 静脉期图像

拱环区较小的强荧光灶似乎和视网膜血管分支吻合,其周围可见范围更大的强荧光灶及由于致密的硬性渗出形成的弱荧光点

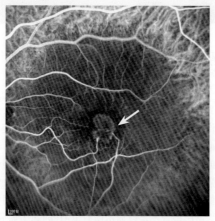

图 5-63　Ⅱ期 RAP ICGA 图像

没有荧光素分子渗漏造成的影响,可以明确见到视网膜血管分支和病灶的吻合

SRN 为中心形成发卡样交通,视网膜 - 视网膜血管吻合清晰可见。因此 ICGA 成为诊断 II 期 RAP 的重要方法。RAP 渗出物主要为纤维素,其生物性质决定在荧光素眼底血管造影并不染色,ICGA 则呈强荧光。

II期伴 PED 者 OCT 中,可见 RPE 完整性中断且有高反射病灶存在并向 RPE 下空间延伸,黄斑区囊样水肿(图 5-64)。II期不伴 PED 者,对应新生血管膜部位可见视网膜神经上皮层和 RPE 间高反射组织(图 5-65)。

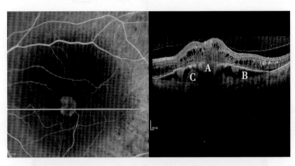

图 5-64 II 期 RAP 合并 PED 的相干光断层图像
A. RAP 病灶　B. RPE 和 Bruch 膜分离　C. RPE 后方及 Bruch 膜前方均可见玻璃疣附着

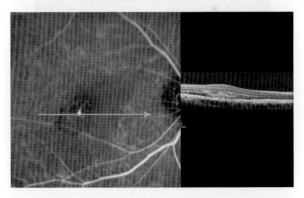

图 5-65 II 期 RAP 不伴 PED 的相干光断层图像
代表 RAP 的高反射灶位于神经上皮层和 RPE 间

Ⅲ期 脉络膜新生血管(CNV)期。临床及造影检查证实有 CNV 形成即为Ⅲ期,视网膜 - 脉络膜血管吻合(RCA)和血管性 PED 为此期重要特点。Ⅲ期 RAP 主要由脉络膜滋养,视网膜静脉引流,因此视网膜静脉明显扩张。IRN 和 SRN 成分在Ⅲ期已显得微不足道,更富侵袭性的 CNV 及其相关的大面积纤维血管性 PED 则十分显著。OCT 对于诊断、分期、发现 PED 也起很大作用。但各种检查均难以准确判断 CNV 出现的时间,即Ⅱ期与Ⅲ期的分界。

眼底可见边界清晰的黄白色纤维膜轮廓,病灶质感较厚,黄斑区水肿及少量出血,伴有或不伴有少量硬渗(图5-66)。

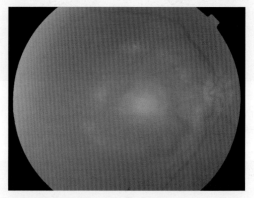

图 5-66　Ⅲ期 RAP 彩色眼底像
眼底可见水肿、渗出、出血及视网膜下灰白色盘状病变

Ⅲ期病变荧光素眼底血管造影中央边界清晰强荧光灶,其外环存在边界模糊的更大范围强荧光改变(图5-67)。有时可发现血管性 PED,但多数情况下与Ⅱ期相同,存在一定的误导作用。

ICGA 能清楚反映血管成分(IRN、SRN、CNV),而不会因为染料早期渗漏影响诊断,因此也是诊断Ⅲ期 RAP 的重要方法(图 5-68)。

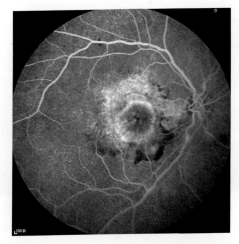

图 5-67　Ⅲ 期 RAP FFA 图像

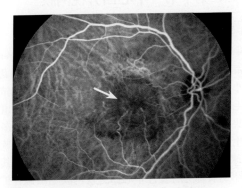

图 5-68　Ⅲ 期 RAP ICGA 图像

清晰可见盘状 RAP 病灶与多支视网膜动静脉相吻合

OCT 显示 III 期与 RAP 病灶对应的高反射层下方,可见范围更大的 RPE 下高反射(图 5-69)。

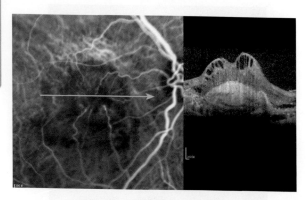

图 5-69　Ⅲ 期 RAP OCT 表现

由于病灶此期可有视网膜 - 脉络膜血管吻合,常常可见视网膜下较大范围的高反射灶

第十节　中心凹旁视网膜毛细血管扩张症

中心凹旁视网膜毛细血管扩张(juxtafoveolar retinal telangiectasis, parafoveolar retinal telangiectasis),是指患者中心小凹旁区域因先天性或者后天性不明原因引起的视网膜毛细血管扩张、功能不全,导致通透性异常及渗出,患者中央视力下降。本病男女均可发病,以男性更为多见,多发生在成年或中老年人。有的作者报告本病有家族史、丙种球蛋白不足或伴其他全身病或眼其他异常。其中,原因不明者称为特发性中心凹旁视网膜毛细血管扩张。Gass 将其分为三组:

I组:单侧毛细血管扩张

IA:范围大于 1DD。通常在扩张区外侧边缘可以见到黄色的富含脂质的渗出物,呈环形外观(图 5-70)。造影显示毛细血管扩张(图 5-71),大概有 1/3 的患者,在黄斑

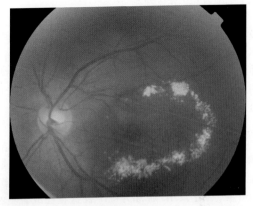

图 5-70　ⅠA 中心凹旁视网膜毛细血管扩张彩色眼底像
黄斑颞侧大量硬性渗出

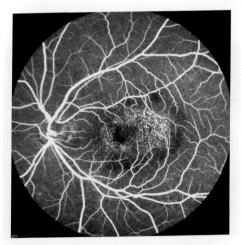

图 5-71　ⅠA 中心凹旁视网膜毛细血管扩张 FFA 图像
造影清晰显示毛细血管扩张，对应于硬性渗出的部位可见背景荧光遮挡

区外,特别是颞侧,横跨水平脊。后期中央荧光渗漏,脂质沉积于毛细血管扩张区外。

IB:范围小于1DD。其渗出导致患者轻微视物变形以及视物模糊。视力通常为0.8或者更好。可能伴有或者不伴有少量的黄色渗出。荧光素眼底血管造影显示局灶性的毛细血管扩张,以及轻微荧光着染。通常并不建议使用激光治疗。因为渗漏灶和无毛细血管区距离非常近,而且即使不治疗其视力预后也比较好。

Ⅱ组:双侧毛细血管扩张(图5-72,图5-73)

ⅡA:可有微量渗出、视网膜增厚、小的黄色结晶样渗出以及直角小静脉,病程进展可能出现视网膜色素上皮层增生和视网膜下新生血管形成。患者多在50~60岁,病灶较小,通常为一个视盘直径或者更小。毛细血管扩张可能局限于中心小凹颞侧半,也可能包括部分或者全部的中心小凹鼻侧半。造影显示双眼轻微毛细血管扩张(图5-74,图5-75),主要累及颞侧外层毛细血管网。

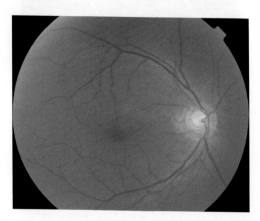

图 5-72　ⅡA中心凹旁视网膜毛细血管扩张(右眼)彩色眼底像

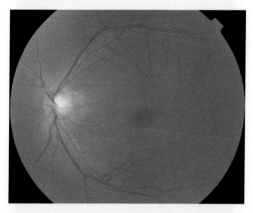

图 5-73　ⅡA 中心凹旁视网膜毛细血管扩张（左眼）彩色眼底像

和图 5-72 系同一患者

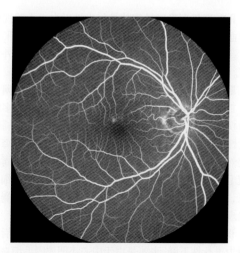

图 5-74　ⅡA 中心凹旁视网膜毛细血管扩张（右眼）FFA 早期图像

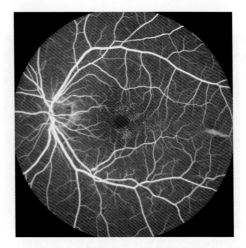

图 5-75　ⅡA 中心凹旁视网膜毛细血管扩张(左眼)FFA 静脉早期图像

ⅡB:青年型隐匿性家族性特发性近中心小凹视网膜毛细血管扩张。ⅡB 组以早期出现的毛细血管扩张和黄斑下新生血管形成为特征,仅 Gass 报道两兄弟,此外再无报道。

Ⅲ组:双眼毛细血管扩张伴中心凹旁毛细血管网闭塞

ⅢA:不伴有中枢神经系统血管病变。可伴有多种系统性疾病:包括红细胞增多症、低血糖症、溃疡性结肠炎、多发性骨髓瘤、慢性淋巴细胞性白血病。视力的下降可能是突然的,伴有中央视网膜缺血性改变,中心小凹周围视网膜毛细血管阻塞,仅在后期才出现轻微视网膜毛细血管扩张,伴有附近毛细血管的扩张,这种扩张可能是侧支循环出现的结果。

ⅢB:伴有中枢神经系统血管病变。中期或者后期双眼视力进行性下降,主要是由于中心小凹周围毛细血管网进行性闭塞及扩张引起,可伴有视神经萎缩、异常腱反射、中枢神经系统受累改变。中心小凹旁毛细血管闭塞、末端毛细血管网明显的血管瘤样扩张、及在受累毛细血管床很少见到荧光素渗漏,是该组患者和Ⅰ组、Ⅱ组患者区别的特点。

一定要和其他系统性及伴有毛细血管扩张的眼部疾病鉴别,其中ⅢA组的黄斑改变,和糖尿病视网膜病变、镰刀细胞视网膜病变、放射性视网膜病变中偶尔出现的改变非常类似。

病理性近视眼底改变

第六章

随着眼轴的不断增长,病理性近视患者,常常有后极部葡萄肿、色素上皮变薄、Fuchs 斑、盘周脉络膜视网膜萎缩以及漆裂纹,眼底周边可见格子样变性、裂孔及色素沉着等。

一、漆裂纹

和血管条纹中的发病机制不同,漆裂纹的产生是 Bruch 膜内部局灶的线性自发破裂,Bruch 膜下面就是脉络膜毛细血管层,漆裂纹会牵动、撕裂脉络膜毛细血管从而导致其可同时伴有小的视网膜下出血,常常和脉络膜新生血管无关。但是漆裂纹有可能继发 CNV。

眼底表现为 RPE 层次的黄色条纹,形态变异较大,非常不规则(图 6-1)。漆裂纹通常是从一个或几个脉络膜色

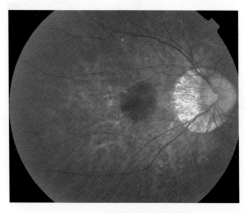

图 6-1 漆裂纹彩色眼底像
黄斑区分支状或网状白色或黄白色线条,可伴有黄斑区小片出血

素上皮萎缩区,以网格状的方式向外放射。

荧光素眼底血管造影中呈透见荧光,这是典型的漆裂纹表现(图 6-2)。除了出血的遮蔽和漆裂纹的透见荧光,没有任何异常的荧光渗漏。这种情况无需也无法治疗。

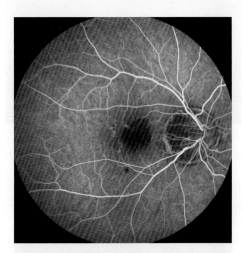

图 6-2　漆裂纹 FFA 图像

黄斑区和黄白色线条对应处可见条形强荧光改变,后期不伴有荧光渗漏。出血位于视网膜下,表现为背景荧光遮蔽

二、脉络膜新生血管

新生血管膜在活体显微镜下的特点是:灰色膜,有高色素边界。可能是因为脉络膜变薄区血液供应减少,近视眼脉络膜新生血管膜复合体较小(图 6-3)。

荧光素眼底血管造影下 CNV 早期就充盈,呈所谓“经典型 CNV”表现(图 6-4)。

三、Fuchs 斑

在病理性近视患者视网膜脉络膜萎缩区的 Bruch 膜容易发生破裂,导致漆裂纹处容易出现 CNV 和出血,最后色素增生形成 Fuchs 斑。典型的 Fuchs 斑圆形或者椭圆形,

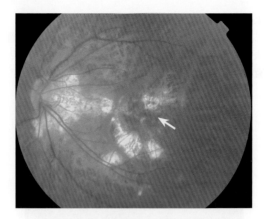

图 6-3　脉络膜新生血管彩色眼底像

黄斑区可见小片出血,出血中央可见灰色小片膜样物质

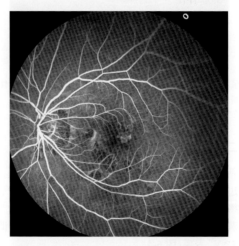

图 6-4　脉络膜新生血管 FFA 图像

黄斑区膜样强荧光改变,后期可以有荧光渗漏,近瘢痕期新生血管可能渗漏不明显

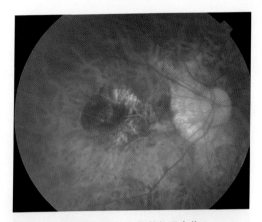

图 6-5 Fuchs 斑彩色眼底像
可见黄斑区黑色色素增生灶

黑色,约 0.3~1PD 大小(图 6-5)。

因其本质为色素性瘢痕,荧光素眼底血管造影表现为弱荧光改变(图 6-6)。

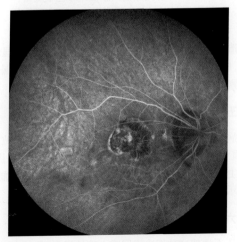

图 6-6 Fuchs 斑 FFA 图像
色素部分显示弱荧光改变,其间可见荧光着染灶,可能系该部位新生血管膜瘢痕导致

四、脉络膜视网膜萎缩

可以位于视盘周及黄斑区。萎缩区中RPE和脉络膜毛细血管萎缩,活体检眼镜下仅见脉络膜大血管(图6-7)。

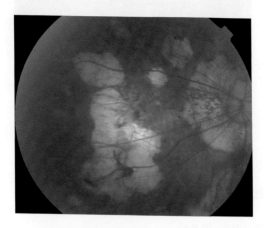

图6-7　脉络膜视网膜萎缩彩色眼底像
圆形或地图状,大小、数量不等,可孤立可融合

造影早期萎缩区因为缺乏脉络膜毛细血管而显示弱荧光,后期萎缩区的巩膜组织着染从萎缩区边缘渗漏出的荧光素分子而显示为强荧光改变(图6-8)。

五、周边格子样变性及裂孔

病理性近视眼周边视网膜变性发生率高,多位于颞侧、颞上、下象限。包括格子样变性、视网膜裂孔等。图6-9中颞上周边可见干孔,前方可见盖膜。荧光素眼底血管造影显示病灶边缘荧光着染而中央弱荧光(图6-10)。

六、周边视网膜血管闭塞

还不清楚这种周边视网膜血管的闭塞,是正常眼压下巩膜的进行性的扩张所引起的继发性生理机制改变,还是基因决定的营养衰竭的一部分(图6-11)。

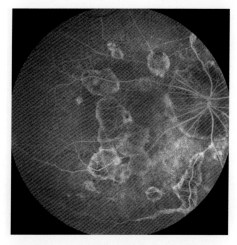

图 6-8　脉络膜视网膜萎缩 FFA 图像

静脉早期对应萎缩灶部位因脉络膜毛细血管缺失而显示弱荧光表现,后期萎缩灶边缘脉络膜毛细血管荧光渗漏使其荧光着染

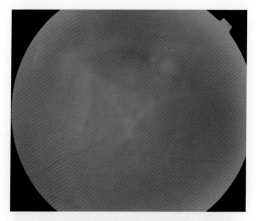

图 6-9　周边视网膜裂孔彩色眼底像

裂孔被其前方位于玻璃体内的盖膜遮挡

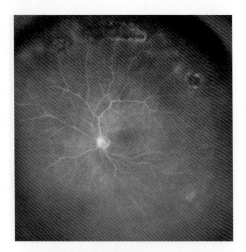

图 6-10　周边视网膜变性 FFA 图像

全景图像下可以清晰、全面获得周边视网膜变性影像,变性视网膜中央视网膜血管闭塞而形成弱荧光改变,其边缘视网膜血管轻微荧光渗漏

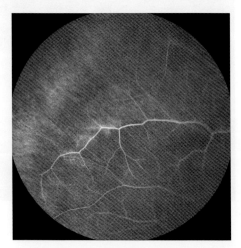

图 6-11　周边视网膜血管闭塞

在病理性近视眼底周边,视网膜血管分支走行至周边时管径消失

七、玻璃体液化混浊

玻璃体凝胶解聚液化,有些部分浓缩成灰白色膜样或条索状混浊,混浊物漂浮在玻璃体腔内(图 6-12)。

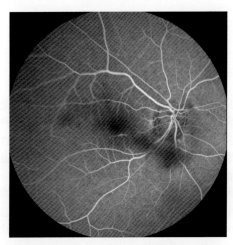

图 6-12　玻璃体液化混浊
采用动态造影可见玻璃体内荧光遮蔽灶飘动

第七章

视网膜血管性疾病

第一节　先天性视网膜大血管

其本质为通过黄斑区的动静脉交通支。这些交通中血流或者渗透性的变化,可能会促使视力下降。这种畸形通常会出现在单眼的一个或者多个病灶,男性与女性都可能受累。病变通常是常规检查发现的。视网膜大血管偶尔可能会伴有类似的结膜血管和口腔血管异常。

大的异常的视网膜血管通常是静脉。该患者眼底可见一个动脉与一个静脉受累。血管从视盘进入黄斑区,在黄斑区它发出分支穿过水平脊(图 7-1)。黄斑区点状黄白色病变考虑为硬性渗出。

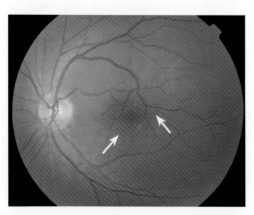

图 7-1　先天性视网膜大血管彩色眼底像
异常粗大视网膜血管穿越黄斑区,其间箭头所示为黄白色硬性渗出

荧光素眼底血管造影显示动静脉吻合(图 7-2)，后期没有荧光渗漏，无法解释眼底像中的硬性渗出，考虑可能为长期慢性渗漏的结果。

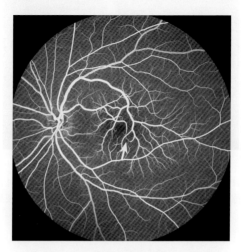

图 7-2　先天性视网膜大血管 FFA 图像

箭头所示为动静脉吻合，此图片为静脉早期图像

第二节　Purtscher 视网膜病变

外伤或者系统性疾病所引起的视盘周多发性小血管梗死和出血性改变。包括:头部或者胸部严重挤压伤后、长骨骨折、急性胰腺炎、红斑狼疮、硬皮病、皮肌炎。发病机制目前尚有争议。一些作者认为，在外伤、急性胰腺炎、胶原血管病中，白细胞聚集引起白细胞栓子阻塞了视盘周围的毛细血管。

眼底可见视盘周围多个白色视网膜梗死灶，可有视网膜前和视网膜内出血(图 7-3)。荧光素眼底血管造影显示早期(图 7-4)视网膜小动脉阻塞、毛细血管无灌注。后期受累区血管荧光渗漏(图 7-5)。

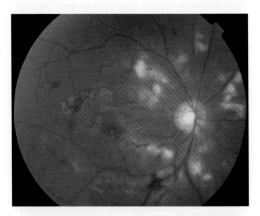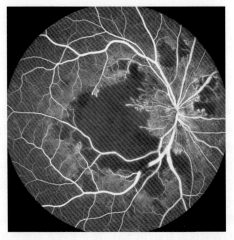

图 7-3　Purtscher 视网膜病变彩色眼底像

女性,10 岁,拟诊幼儿类风湿关节炎,双眼视物不清 1 个月,双眼底对称,右眼视力 FC(指数)/1 尺,可见视盘周多个白色梗死灶、出血

图 7-4　Purtscher 视网膜病变 FFA 静脉早期图像

可见黄斑区大片无灌注,其周围毛细血管扩张

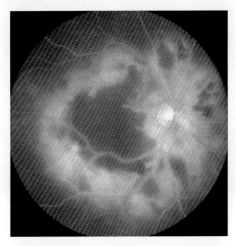

图 7-5 Purtscher 视网膜病变 FFA 后期图像

无灌注区周围毛细血管扩张灶荧光渗漏

第三节 视网膜大动脉瘤

视网膜大动脉瘤(retinal macroaneurysm),又称获得性视网膜大动脉瘤(acquired retinal macroaneurysm),多为单侧,10% 为双侧。患者年龄多为 60~80 岁的老年人,女性多见(70%)。与高血压、动脉硬化、高血脂等全身情况有关。

动脉瘤通常位于动脉分叉处或者动静脉交叉处。多见于视网膜动脉的第 3 级分支以前,偶可见主干上的小分支。眼底彩像可见动脉分支中的一个动脉之上,有孤立的、圆形、或者纺锤形的血管瘤出现(图 7-6),动脉瘤的表面及其附近可有出血,部分或完全掩盖瘤体。有时在一个分支上可能出现多个瘤体。瘤体附近形成环形或半环形黄色类脂质沉着(图 7-7),可侵犯黄斑。

典型的视网膜大动脉瘤在动脉期显影,可见动脉壁局限扩张呈瘤样改变(图 7-8),当出血遮掩时,视网膜大动脉瘤不能显影或透过出血呈现弱荧光。

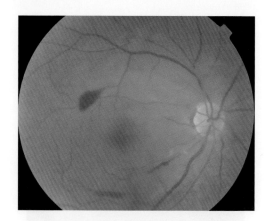

图 7-6　单个视网膜大动脉瘤彩色眼底像

病灶位于颞上动脉分叉处

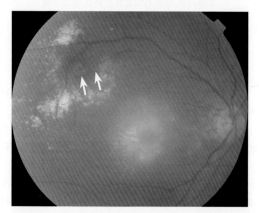

图 7-7　多个视网膜大动脉瘤彩色眼底像

箭头所示为大动脉瘤

　　后期表现不一,有的仅有管壁少许着染,有的则显著渗漏(图 7-9),亦可见动脉周围毛细血管扩张与渗漏。黄斑黄色类脂质沉着,除非特别浓厚,一般不遮蔽荧光。

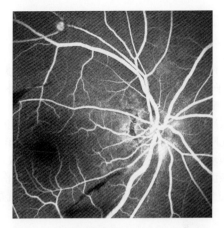

图 7-8　图 7-6 视网膜大动脉瘤 FFA 图像
后期荧光渗漏不明显

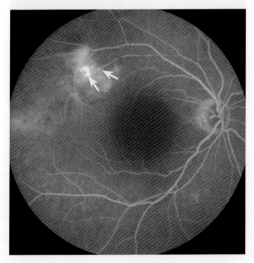

图 7-9　图 7-7 视网膜大动脉瘤 FFA 图像
位于颞侧的视网膜大动脉瘤荧光渗漏明显，其鼻侧视网膜大动脉
瘤渗漏不明显

第四节　视网膜中央动脉阻塞

视网膜中央动脉阻塞(CRAO)的原因包括:炎症、血栓、栓子(脂肪、胆固醇、钙化)、血管痉挛、血管内外造成的血管狭窄。

眼底彩像可见典型的改变包括:视网膜动脉狭窄,后极部视网膜灰白色混浊,黄斑樱桃红改变(图7-10)。如果视网膜动脉阻塞是不完全的并且持续时间短,仅仅可以引起淡淡的灰白,可能对视网膜不会造成永久的伤害,如果是完全的阻塞,视网膜内层的灰白水肿变性就是进行性的。

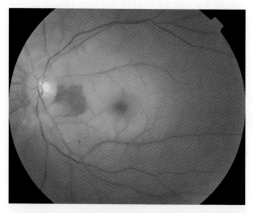

图7-10　视网膜中央动脉阻塞彩色眼底像
睫状视网膜动脉灌注区视网膜未见水肿,色泽正常

荧光素眼底血管造影主要表现为视网膜动脉荧光完全充盈的时间延长,可见荧光素的前锋(图7-11)。因为小的睫状视网膜动脉存在,部分CRAO患者可以保留一小片区域的光感。

一些患者特别是慢性高血压患者,一过性的视网膜中央动脉的阻塞会引起比较特别的改变:多个视网膜灰白灶,与Purtscher病类似(图7-12)。

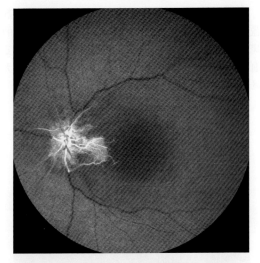

图 7-11 视网膜中央动脉阻塞 FFA 图像
睫状视网膜动脉灌注区荧光充盈时间正常

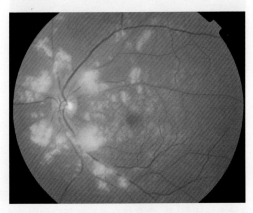

图 7-12 视网膜中央动脉阻塞特殊表现彩色眼底像
可参考图 7-3 比较,二者非常相似,可能引起误诊

荧光素眼底血管造影中可见到视盘边界不清、动静脉充盈迟缓等动脉灌注不足的表现(图7-13)。该病中的棉絮斑是毛细血管前微动脉阻塞形成;而 Purtscher 病变中的血管阻塞可以累及较大的小动脉,形成较大范围的无灌注区。

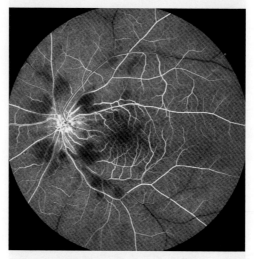

图 7-13　图 7-12 FFA 图像
视盘周和棉絮斑对应处显示多处弱荧光改变

第五节　视网膜中央动脉阻塞合并中央静脉阻塞

本病病理生理过程不清楚。

眼底表现中除了常见的中央静脉阻塞改变(视网膜出血、静脉走行迂曲)外,常常伴有黄斑区灰白色混浊水肿,该体征的存在及患者视力极差都提示我们做出正确的诊断(图7-14)。

荧光素眼底血管造影显示视网膜动脉充盈及静脉回流均迟缓(图7-15),可见大范围无灌注区。

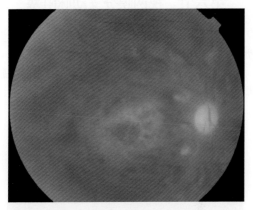

图 7-14　CRAO 合并 CRVO 彩色眼底像

除了在视网膜中央静脉阻塞中常见的大量出血外，还可以见到黄斑区灰白色缺血性改变

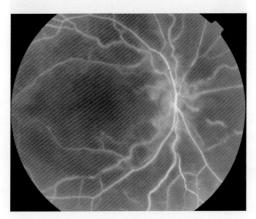

图 7-15　图 7-14 患者 FFA 图像

可见黄斑区的大片无灌注

第六节　视网膜分支动脉阻塞

可以发生一支或者多支动脉阻塞。视网膜动脉炎症或动脉粥样硬化栓子脱落可能是致病原因。

视网膜某一分支供血不足导致相应部位的视网膜神经上皮层缺血变白混浊（图7-16）。

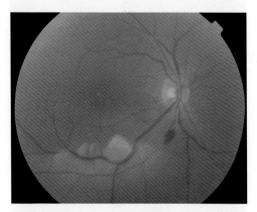

图 7-16　视网膜分支动脉阻塞彩色眼底像
视盘颞下方大片灰白色视网膜混浊，出血较少见

动脉狭窄程度不同，荧光素钠血管造影表现也不同。在完全的分支动脉阻塞（图7-17），动脉分支可能以通过邻近的侧支循环的逆向充盈方式充盈。

特发性复发性视网膜多分支动脉阻塞中，常常可以见到局灶性的动脉周围白色样变（图7-18）。

荧光素眼底血管造影显示阻塞部位附近或者眼底其他部位的动脉荧光着染（图7-19）。

节段性血流表明血液流速很慢，红细胞聚集无荧光，血浆停滞处是强荧光（图7-20）。

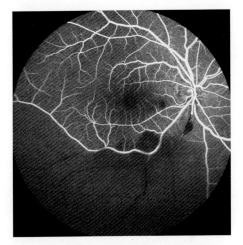

图 7-17　视网膜分支动脉阻塞 FFA 图像

静脉期颞下分支动脉仍未完全充盈,其血供范围显示大面积无灌注

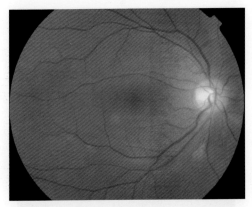

图 7-18　特发性复发性视网膜多分支动脉阻塞彩色眼底像

视盘下方可见到明显的动脉周围白色样变

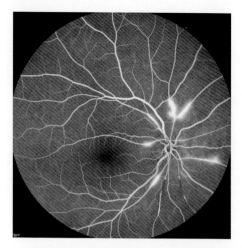

图 7-19　特发性复发性视网膜多分支动脉阻塞 FFA 图像

视盘周可见到多个动脉着染病灶,但要注意在彩色眼底像中同一部位均显示正常

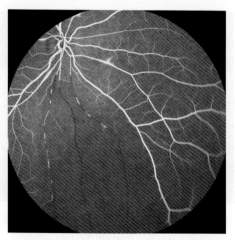

图 7-20　图 7-19 患者下方视网膜 FFA 图像

视网膜动脉中可见节段性荧光充盈,该患者后诊断为 Susac 综合征,抗血管内皮细胞抗体阳性

反复发作的多分支动脉阻塞更容易有非栓子因素,对这类患者应该进行血液肿瘤、血内蛋白异常、凝血病变包括抗磷脂抗体和自然抗凝缺陷状态;对颈动脉、心脏、脑行影像学检查;筛查系统性血管炎。对于视网膜多分支动脉阻塞,尤其是年轻女性患者、双眼患者,要考虑到 Susac 综合征的可能。

第七节 低灌注视网膜病变

该病多发于老年患者。视网膜动脉血流降低可能是由于同侧颈动脉、或者眼动脉、或者两者共同的作用所引起的。通常是由于缓慢进展的动脉粥样硬化狭窄疾病引起的。

常见的眼底表现有动脉管径纤细、静脉管径扩张而迂曲不明显、静脉色泽暗紫色、微血管瘤、视盘或者视网膜新生血管、视盘色泽苍白(图 7-21)。

荧光素眼底血管造影可见臂 - 视网膜及视网膜动静脉充盈均迟缓(图 7-22)。视网膜长期的灌注不足可以引起微血管瘤(图 7-23)。 缺血缺氧导致内皮损伤可以引起

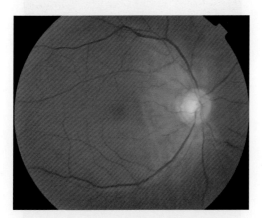

图 7-21 低灌注视网膜病变彩色眼底像

患者男性,61 岁,双侧颈动脉粥样硬化斑块,双侧颈内动脉狭窄。右眼间歇性视力下降半年,视力 0.1。出血较少,静脉瘀滞较多见

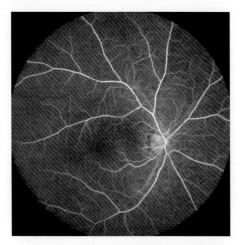

图 7-22 低灌注视网膜病变 FFA 图像

动脉 42 秒开始充盈及静脉充盈迟缓,视盘周可见部分点状强荧光(微血管瘤)

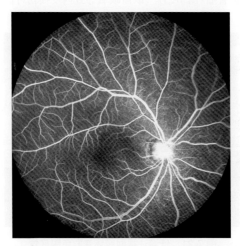

图 7-23 低灌注视网膜病变中微血管瘤

和静脉早期(图 7-22)相比,微血管瘤在静脉期显示更加明亮、数量更多

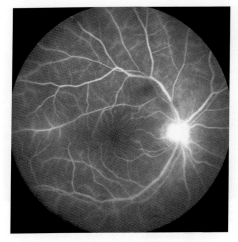

图 7-24 低灌注视网膜病变血管改变
可见荧光壁染及渗漏血管以动脉为主

血管壁染及荧光渗漏(图7-24)。视网膜毛细血管无灌注仅在有些病例见到。

第八节 Coats 病

系发育性的视网膜血管病变,表现为毛细血管扩张和瘤样的视网膜血管异常。病因不明,该病的重型表现为Coats描述,曾经命名为"Coats视网膜炎"、"Coats综合征",而轻型表现为Leber描述,曾经命名为"Leber粟粒状动脉瘤"。目前认为,二者是同一疾病的不同表现,统一命名为"Coats病"。

眼底常见大量视网膜内或视网膜下渗出,可以位于眼底任何部位(图7-25)。不伴有明显的玻璃体和视网膜牵拉。眼底可见动脉、静脉管壁上血管瘤样扩张(图7-26)。

荧光素眼底血管造影的典型表现是毛细血管和小血管的异常扩张(图7-27)。动静脉管壁不均匀,可见粟粒状血管瘤样强荧光改变(图7-28)、毛细血管床闭锁区域(图7-29)。

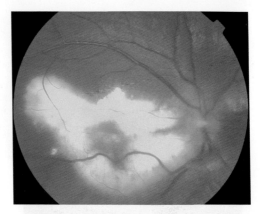

图 7-25 Coats 病视网膜下渗出彩色眼底像
硬性渗出的量和病变时间、病变范围、是否接受过激光治疗相关

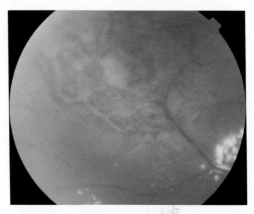

图 7-26 Coats 病视网膜血管瘤样扩张彩色眼底像
图中动脉可见白鞘,沿静脉走行可见多个瘤样扩张

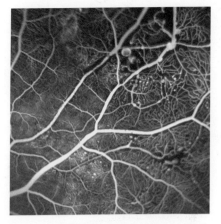

图 7-27　Coats 病毛细血管异常扩张 FFA 图像
表现为渔网样改变

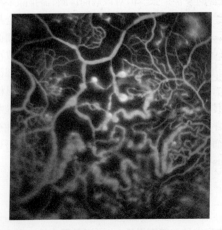

图 7-28　Coats 病粟粒状血管瘤样病变 FFA 图像

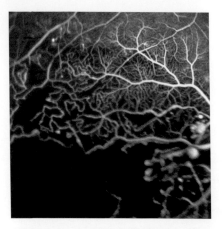

图 7-29　Coats 病无灌注区的 FFA 图像

图中左下角无荧光部位即代表毛细血管闭塞区

荧光素眼底血管造影的典型表现,是视网膜毛细血管和小血管的异常扩张。但对该病的诊断,需排除多种已知的可能导致视网膜血管扩张和(或)脂质渗出的全身或局部因素。不能仅因为眼底大量渗出或造影中毛细血管异常扩张就草率诊断。在排除多种已知的可能导致视网膜血管病变和(或)渗出性视网膜病变的全身或局部因素的基础上,经眼底检查和(或)荧光素眼底血管造影检查发现视网膜毛细血管和微血管异常扩张、散在的粟粒状动脉瘤,常伴有视网膜内或视网膜下渗出,甚至渗出性视网膜脱离,而不伴有明显的玻璃体和视网膜牵拉者,可以诊断为 Coats 病。

第九节　Eales 病

该病常见于健康男性,也可以见于女性。是一种特发性的、通常是周边、双眼血管炎,周边没有灌注、可有新生血管。炎症主要累及视网膜静脉、视网膜动脉或者动静脉都受累,视网膜血管改变通常在眼底颞侧更为明显。很少能够见到玻璃体或者视网膜炎症反应。只有排除了其他导致同样眼底改变的疾病以后，才可以作出此病的诊断。

临床表现，可以被分为炎症体征、缺血体征、新生血管体征、并发症体征。

一、炎症体征

血管周围的渗出导致受累象限血管的鞘膜，这种改变可以是局灶性的被称为套袖，或者累及到大范围被称为套管（图 7-30）。有活跃血管炎症的血管，内屏障完整性破坏，可以渗漏荧光素染料，渗漏程度和内屏障破坏程度相关（图 7-31）。

二、缺血体征

缺血主要出现在视网膜周边，造影可见静脉串珠或者复制、侧支循环（图 7-32）、无灌注区（图 7-33）。

三、新生血管体征和并发症

新生血管在有血管区和无血管区交界处出现（图 7-34），通常呈海扇样外观。常见的并发症是玻璃体积血和视网膜出血，患者常常因此来就诊。

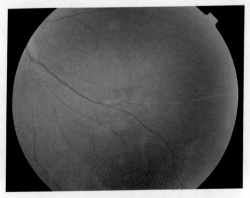

图 7-30　Eales 病炎症体征彩色眼底像

沿静脉分支走行可见较大范围的白色"套管"样改变

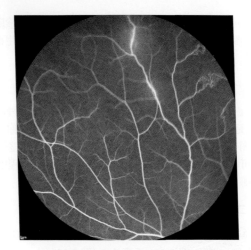

图 7-31　Eales 病炎症体征 FFA 图像
可见上方静脉血管壁染

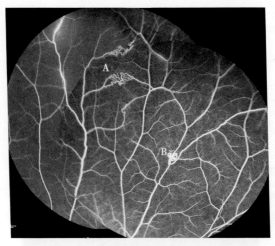

图 7-32　Eales 病缺血体征 FFA 图像
A. 侧支循环　B. 静脉复制

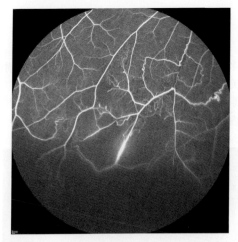

图 7-33 Eales 病缺血体征 FFA 图像

可见壁染静脉两侧大量无灌注区

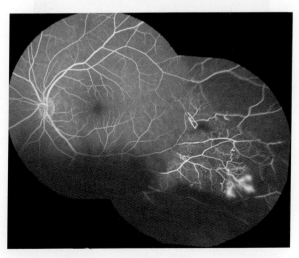

图 7-34 Eales 病新生血管 FFA 图像

颞下方新生血管部位荧光素渗漏，视网膜前方荧光遮蔽灶是玻璃体积血

第十节　放射性视网膜病变

多在放射治疗后 6 个月~5 年出现,与接受照射的剂量有关。

眼底(图 7-35)可见到局灶性小动脉狭窄、棉絮斑、视网膜内环形渗出灶、血管周围鞘膜。

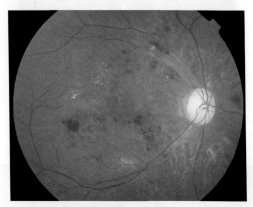

图 7-35　放射性视网膜病变彩色眼底像
眼底可见硬性渗出、出血,非常类似糖尿病视网膜眼底病变

荧光素眼底血管造影可见微血管瘤、毛细血管扩张、视网膜毛细血管床闭塞。和糖尿病视网膜病变中见到的基本一样(图 7-36)。

和糖尿病视网膜病变不同的是,荧光素眼底血管造影中视网膜血管结构方面的改变通常在黄斑区最为明显(图 7-37),包括中心凹周围毛细血管网闭塞。血管的闭塞最终可导致视网膜新生血管。

视力下降也可能源自黄斑区水肿、渗出,其根本原因是内屏障的破坏。造影中可见到荧光素渗漏(图 7-38)。

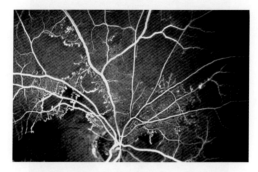

图 7-36　放射性视网膜病变 FFA 图像

可见毛细血管扩张、毛细血管床闭塞、微血管瘤,类似糖尿病视网
膜病变造影改变

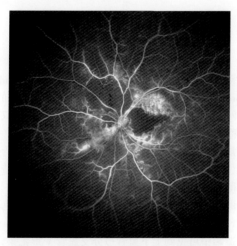

图 7-37　放射性视网膜病变 FFA 全景图像

可见无灌注区集中在视盘周围

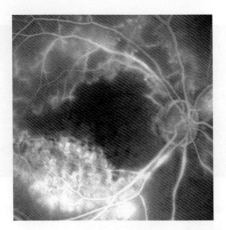

图 7-38　放射性视网膜病变 FFA 后期

第十一节　家族性渗出性
玻璃体视网膜病变

家族性渗出性玻璃体视网膜病变(familial exudative vitreoretinopathy,FEVR)系遗传性、双眼、进展缓慢的、周边视网膜血管病变。外显率很高、表达率则不定,双眼可不对称。

常见的眼底荧光素眼底造影表现为视网膜血管分支密集(图 7-39),轻者可仅仅有此表现,这种异常在造影中显示得更加清晰(图 7-40)。

颞侧赤道部常常可见尖端指向黄斑中心的灰色 V 形区域(图 7-41)。

造影中可见到上下血管弓分支血管 V 形汇集,其尖端指向周边(图 7-42)。其颞侧周边常常出现 NP 区,可以出现视网膜新生血管。

病变进一步进展,可以出现镰状牵拉性视网膜脱离(图 7-43),伴有视网膜下渗出、液体。视网膜下液体、蛋白的来源为异常扩张的视网膜血管。

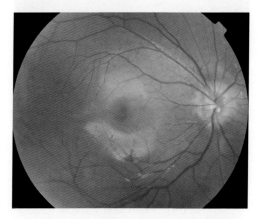

图 7-39 FEVR 血管分支数量改变彩色眼底像
注意黄斑颞上、颞下方视网膜血管分支增多

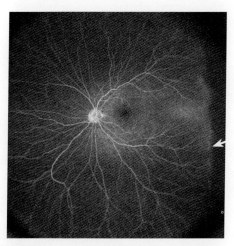

图 7-40 FEVR 血管分支数量的 FFA 图像
和图 7-39 相比,视网膜血管分支增多在全景图像中更加明显,血管走行较直。图中右侧周边弱荧光部位为无灌注区(倒像)

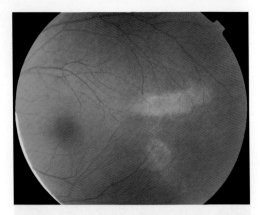

图 7-41　FEVR 颞侧 V 型区域

可见黄斑颞侧 2 处灰白色病灶,二者尖端相对,形成"V"形区域

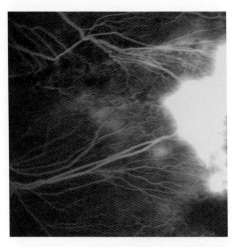

图 7-42　FEVR 颞侧 V 型区域的 FFA 图像

有新生血管膜病侧,颞侧纤维血管膜可以牵引视网膜血管,形成黄斑偏位

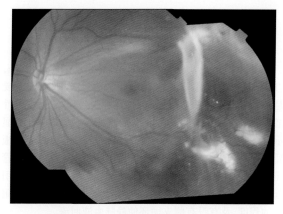

图 7-43 FEVR 伴有视网膜脱离彩色眼底像
可见颞侧视网膜脱离,伴视网膜下硬性渗出

　　荧光素眼底血管造影显示颞侧大片视网膜无灌注、新生血管膜、视网膜脱离(图 7-44)。

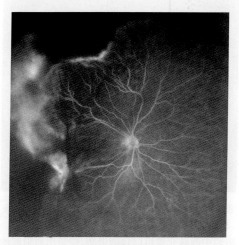

图 7-44 FEVR 伴视网膜脱离的 FFA 图像(倒像)
颞侧视网膜隆起,其周边为无灌注区,强荧光灶为视网膜新生血管,各方向视网膜血管分支密集

第十二节　视网膜中央静脉阻塞

视网膜中央静脉阻塞(central retinal vein occlusion, CRVO)好发于老年人。在比较年轻的患者中,可能主要是由于一些产生视盘肿胀、视神经肿胀,静脉压力继发性增高的疾病所致。而在老年患者中,眼组织病理学研究显示,视网膜中央静脉阻塞的主要原因是筛板水平或者筛板后血栓性栓塞。视网膜静脉阻塞会导致静脉及毛细血管压力升高,该静脉引流区内动脉流动迟缓。静脉阻塞所引起的视野缺失、视网膜损害,主要取决于其出现的速度、阻塞的程度、及有没有侧支循环使静脉血液回流。

一、部分或者不完全的视网膜中央静脉阻塞

眼底可见轻微静脉迂曲扩张、散在的视网膜出血、患者常常有轻微的一过性视物模糊(图 7-45)。

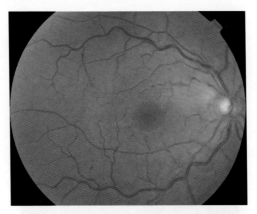

图 7-45　不完全视网膜中央静脉阻塞彩色眼底像

造影中静脉充盈可以轻微迟缓,少量出血引起的荧光遮蔽,不伴有血管渗漏、小血管扩张、无灌注区或者新生血管(图 7-46)。

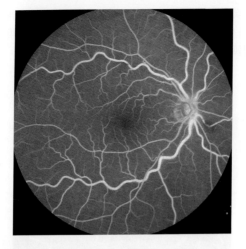

图 7-46　不完全视网膜中央静脉阻塞 FFA 图像

视盘边界尚可,血管迂曲较轻,后期静脉血管壁染不明显,未见黄斑区荧光渗漏

二、轻度到中度视网膜中央静脉阻塞

眼底改变介于不完全视网膜中央静脉阻塞和严重缺血性视网膜中央静脉阻塞之间(图 7-47)。

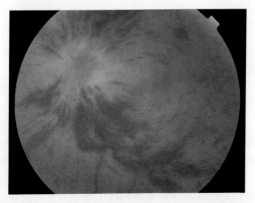

图 7-47　中度视网膜中央静脉阻塞彩色眼底像

荧光素眼底血管造影显示视网膜和视盘轻度到中度水肿;仅有少量或者没有毛细血管无灌注区;视网膜循环时间延长是这些患者的特点(图 7-48)。

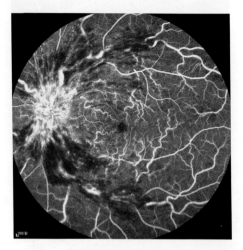

图 7-48 中度视网膜中央静脉阻塞 FFA 图像
静脉阻塞导致回流障碍,根据阻塞的程度不同引起血管内皮破坏,引起液体渗出增多,超过色素上皮细胞的排水功能时,可以引起液体在视网膜内的积存,位于黄斑区时引起黄斑囊样水肿

三、严重的缺血性视网膜中央静脉阻塞

眼底大量火焰状出血、静脉迂曲怒张、多个棉絮斑、黄斑区高度水肿、多量的渗出(图 7-49)。

在荧光素眼底血管造影可见广泛的毛细血管无灌注(图 7-50)。

有些患者经过较为漫长的病程后,视网膜出血、渗出逐渐消退,黄斑区如果没有严重损害,视力也有一定恢复。此时,荧光素眼底血管造影对于了解眼底缺血的情况非常必要。

只有依靠荧光素眼底血管造影才能明确无误地区别缺血型 CRVO 与非缺血型 CRVO,非缺血型可向缺血型转化。

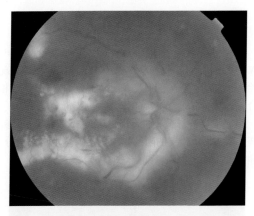

图 7-49 重度视网膜中央静脉阻塞彩色眼底像
视网膜高度水肿、多量硬渗,静脉迂曲明显

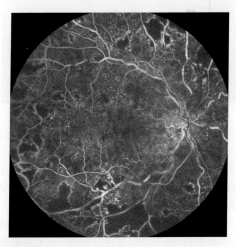

图 7-50 重度视网膜中央静脉阻塞 FFA 图像
可见广泛毛细血管无灌注区

第十三节　视网膜分支静脉阻塞

视网膜分支静脉阻塞(branch retinal vein occlusion, BRVO)原因是动脉和静脉交叉有共同鞘膜,此处出现了血栓。视网膜动脉和静脉交叉处,血管管壁的外膜会相互融合,可厚达 4μm。44%~60% 为颞上支静脉受累。

眼底沿着静脉分支的走行区域可见散在出血、渗出、黄斑水肿。1 个分支的阻塞导致的出血呈现三角形分布,三角形的尖端指向阻塞部位(图 7-51)。

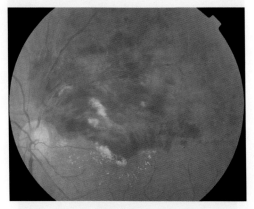

图 7-51　BRVO 彩色眼底像

眼底有典型的分支静脉阻塞的改变,可见出血、水肿、硬性渗出

荧光素眼底血管造影可见静脉分支充盈迟缓,沿着静脉走行可见点片荧光遮蔽,静脉所引流的范围可见 NP 区、毛细血管扩张、微血管瘤(图 7-52)。

出血渗出吸收后,遗留在黄斑区的少量黄白色病变,要和 AMD 鉴别(图 7-53)。这样的病例在荧光素眼底血管造影中可见静脉侧支循环(图 7-54)。

黄斑区小分支的静脉阻塞常常伴有黄斑囊样水肿,此时如果出血、渗出不明显,容易误诊为黄斑旁毛细血管扩张(图 7-55)。

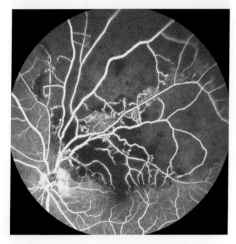

图 7-52 BRVO FFA 图像
阻塞部位大片无灌注区、毛细血管扩张、微血管瘤

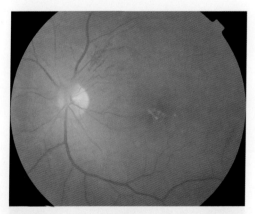

图 7-53 陈旧性 BRVO 彩色眼底像
黄斑区黄白色病变,可见视盘颞上小血管迂曲,出血已经吸收

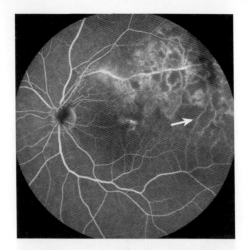

图 7-54　分支静脉阻塞中的侧支循环

箭头所示为侧支循环。典型的侧支循环通常是横跨水平脊的迂曲的小静脉,联系阻塞静脉与未阻塞的血管,将受累视网膜区域的循环引流入未受累部位的静脉循环,但不能完全代偿阻塞静脉引流的血循环,故充盈缓慢,但不渗漏荧光素,而新生血管早期就有明显渗漏,此为两者之重要鉴别

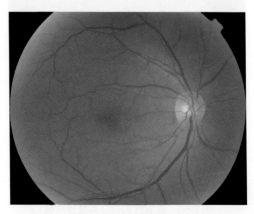

图 7-55　黄斑区小分支静脉阻塞彩色眼底像

眼底表现没有分支静脉阻塞的典型改变,没有出血、水肿,容易误诊

荧光素眼底血管造影有助于明确黄斑水肿的发生原因是来自阻塞的黄斑区静脉小分支的渗漏（图7-56）。

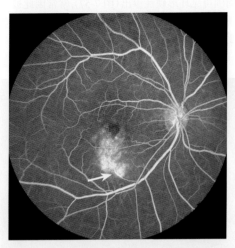

图 7-56　黄斑区小分支静脉阻塞 FFA 图像
箭头所示为阻塞的黄斑区静脉小分支，管径不匀，其回流范围内毛细血管扩张及荧光渗漏

BRVO 比 CRVO 更常出现视网膜新生血管，导致玻璃体积血。因此，对于荧光素血管造影中毛细血管无灌注区域超过 5 个视盘面积的患者，必须密切随诊观察新生血管的出现，在必要时给予激光治疗。

第十四节　IRVAN 综合征

IRVAN 综合征也叫特发性视网膜血管炎、动脉瘤、视神经视网膜炎综合征（idiopathic retinal vasculitis, aneurysms and neuro-retinitis syndrome, IRVAN syndrome）。它是一种临床少见病，以多发后极部动脉瘤、周边视网膜血管阻塞、视网膜血管炎为特征。原因不明。

本病以女性为主，20~40 岁居多，双眼多见，病变主要位于后极视盘周，仔细检查可见视盘或者近视盘处视网膜动脉瘤,通常动脉瘤在动脉主要分叉处或紧邻分叉处,周边视网膜检眼镜下多正常。视盘表面及盘周动脉瘤样扩张周围可见环形硬性渗出(图 7-57),常常因此被诊断为 Coats 病。而 Coats 病多发于男性青少年,眼底脂样渗出多先见于颞侧周边而后累及黄斑,少有双眼发病。

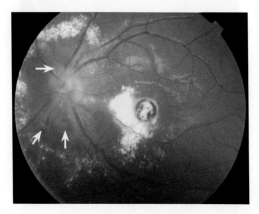

图 7-57 IRVAN 综合征眼底彩像

箭头示为动脉瘤样扩张,黄斑区及视盘周可见硬性渗出

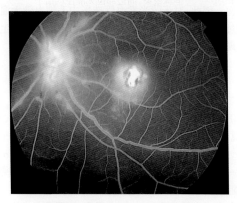

图 7-58 IRVAN 综合征 FFA 图像

视盘周瘤样扩张部位显示更为清晰

　　荧光素眼底血管造影可见视盘表面和视盘周围动脉的瘤样扩张(图 7-58)。周边眼底虽然看似正常,但荧光素眼底血管造影有助于发现可能存在的视网膜静脉壁染及周边无灌注区(图 7-59),说明本病也可以累及静脉并导致血管闭塞引起无灌注区。

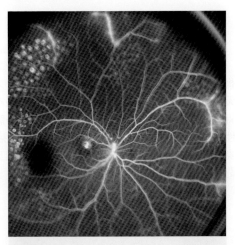

图 7-59　IRVAN 综合征 FFA 全景图像
可见周边视网膜静脉壁染,周边部位无灌注区给予了激光治疗

炎症性疾病

第一节　梅毒性脉络膜视网膜炎

梅毒被称为是伟大的魔术师。其眼底改变多种多样。在先天性梅毒中,主要是视网膜血管炎、椒盐样眼底改变。在获得性梅毒中主要表现为视神经炎、多灶性脉络膜炎、坏死性视网膜炎、神经视网膜炎、视网膜脉络膜炎、视网膜血管炎(图 8-1 和图 8-2)、后极部鳞状脉络膜视网膜炎、中间葡萄膜炎、全葡萄膜炎等。

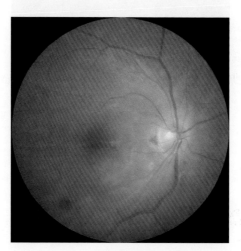

图 8-1　梅毒性脉络膜视网膜炎

患者男性,65 岁,双眼视力下降 1 年,TPHA(+),右 0.03,左 0.05 不能矫正。双眼黄斑中心凹反光消失,右眼颞下方血管附近见小片视网膜出血。双视网膜见弥漫色素改变

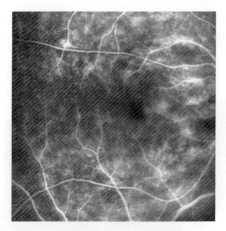

图 8-2 图 8-1 患者 FFA 图像
主要表现为多个视网膜血管的荧光渗漏和色素上皮改变形成的强荧光

第二节 念珠菌性脉络膜视网膜炎

各种原因导致的念珠菌血症引起该病。眼底可见局灶性的、白色视网膜病灶,通常都位于视网膜表浅层,玻璃

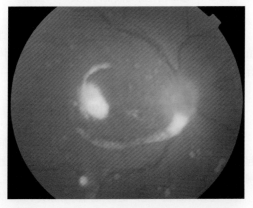

图 8-3 念珠菌性脉络膜视网膜炎彩色眼底像

体内可见白色条索状混浊物(图 8-3)。眼底病灶的外观可以强烈提示该病。

荧光素眼底血管造影中白色视网膜表浅病灶及玻璃体内白色条索均为弱荧光灶(图 8-4)。

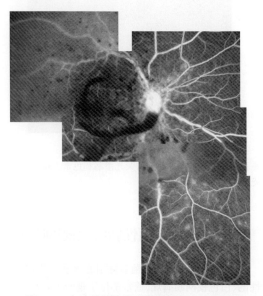

图 8-4 念珠菌性脉络膜视网膜炎 FFA 图像

静脉内药物的滥用、化疗、皮质激素、恶性肿瘤、骨髓移植、糖尿病、严重烧伤、内分泌功能低等病史及玻璃体培养有助于明确诊断。

第三节 急性视网膜坏死

疱疹病毒在视网膜内复制导致全层视网膜坏死,同时引起脉络膜及视网膜血管反应性肉芽肿,导致内层和外层视网膜缺血性坏死。

有一些患者眼底可见广泛的视网膜动脉炎、明显的黄色动脉粥样套袖、视网膜分支动脉狭窄以及阻塞(图 8-5)。

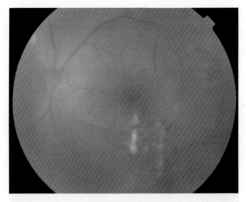

图 8-5　急性视网膜坏死动脉改变彩色眼底像

主要累及视网膜小动脉，可见管径变窄、血管白鞘

　　荧光素眼底血管造影显示受累的动脉充盈迟缓、变细、荧光渗漏。静脉迂曲扩张、壁染、大片无灌注区。大部分患者视盘后期强荧光。玻璃体混浊常常导致荧光不清晰（图 8-6）。

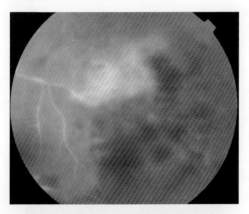

图 8-6　急性视网膜坏死血管改变之 FFA 图像

动静脉均可壁染，除血管充盈迟缓外，可见血管闭塞导致大片无灌注区

有一些则可见周边部多处灰白视网膜病灶并可互相融合。这种坏死多始于周边视网膜,常常会绕过黄斑区(图8-7)。

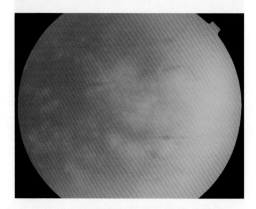

图 8-7　急性视网膜坏死灶彩色眼底像

是诊断改变的必要临床表现,最早见于周边或中周部视网膜,病变呈白色或黄白色,可散在或融合

周边坏死区域血管灌注减少,坏死视网膜荧光着染(图 8-8)。

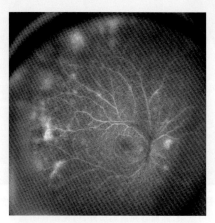

图 8-8　急性视网膜坏死灶之 FFA 图像

坏死灶表现为强荧光改变

第四节　急性后极部多灶性鳞状色素上皮病变

急性后极部多灶性鳞状色素上皮病变(acute multifocal posterior placoid pigment epitheliopathy，AMPPPE)多见于年轻人，多为双眼同时或不同时发病，少数情况可见单眼发病。原因不明，可以自发消退。疾病病程和特性都提示可能是一种病毒感染。

眼底可见双眼后极部 RPE 水平多个黄白色局灶性病灶，可能是由于病灶部位的视网膜色素上皮细胞肿胀及相应部位的外层视网膜受损构成的(图 8-9)。

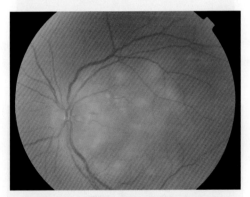

图 8-9　AMPPPE 急性期彩色眼底像

后极部视网膜下黄白色鳞片状病灶，边界不清，可融合

病变急性期，可能因为脉络膜缺血或者炎症导致了 RPE 细胞混浊和外层视网膜光感受器透明度下降，从而荧光素眼底血管造影的早期显示为背景荧光遮蔽，造影后期染料着染受累细胞、脉络膜及巩膜，导致急性病灶显示为强荧光改变(图 8-10)。

进入疾病愈合期，血 - 视网膜外屏障重建，眼底黄白色病灶消失，出现色素增生及游离(图 8-11)。造影显示脱色素部位荧光着染、色素沉着部位荧光遮蔽(图 8-12)。

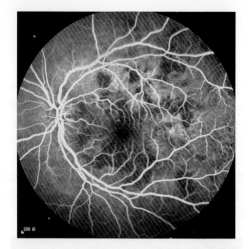

图 8-10　AMPPPE 急性期 FFA 图像

造影早期病灶显示弱荧光改变,随时间延长相应部位荧光增强,
晚期荧光渗漏明显

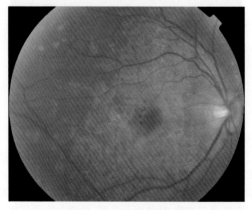

图 8-11　AMPPPE 愈合期

病灶相对边界清晰,可见脱色素及色素沉着

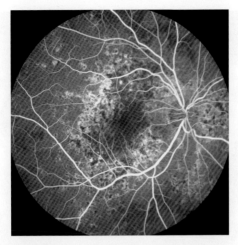

图 8-12　AMPPPE 愈合期 FFA 图像

脱色素部位表现为透见荧光改变,色素沉着部位表现为荧光遮蔽,没有荧光渗漏

第五节　一过性白点综合征

一过性白点综合征(multiple evanescent white dot syndrome,MEWDS)病因不明。患者常有视物模糊、多个旁中心暗点,通常包括颞侧暗点、大概一半患者感冒样症状后出现闪光。

眼底可见多个小的、通常边界不清的、灰白色斑片样病变位于视网膜深层而且边界模糊(图 8-13)。这种白色斑点,通常比较小,边界欠清晰、位于黄斑区外、很容易被忽略。

荧光素眼底血管造影早期可以见到灰白色斑片呈现点状强荧光改变,灰白色病灶常呈簇状或花环样外观(图 8-14)。后期病灶荧光轻微渗漏(图 8-15)。

眼底及荧光素眼底血管造影在 7~10 周之内恢复正常。这些白色病灶很容易被忽略、或者在进行检查的时候病灶可能已经消退而被考虑为视神经炎。

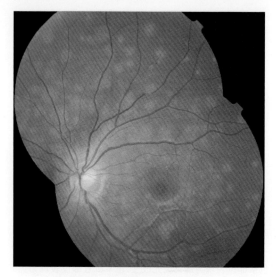

图 8-13　MEWDS 彩色眼底像

上方及黄斑颞侧可见多发性视网膜深层黄白色、灰白色圆形病灶,大小不一,黄斑区色素改变

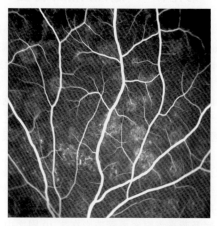

图 8-14　图 8-13 患者 FFA 早期图像

和彩像中病变对应部位显示强荧光改变

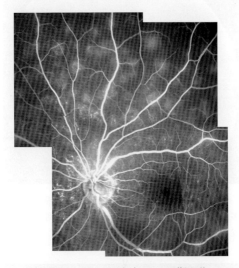

图 8-15　图 8-13 患者 FFA 后期图像

晚期病变部位轻微荧光渗漏,可出现视盘强荧光。吲哚青绿血管中病灶部位常表现为弱荧光改变

第六节　点状内层脉络膜病变

本病发生于年轻女性的双眼病变。病灶位于 RPE 和内层脉络膜水平,表现为黄白色圆形病变(图 8-16),消退后可以有萎缩性瘢痕,容易出现视网膜下新生血管。患者多有近视,不伴有前节和玻璃体炎症改变。

荧光素眼底血管造影显示病变在活动期强荧光改变,后期病灶荧光增强渗漏(图 8-17)。同步 ICGA 可见病灶弱荧光改变。新生血管的活跃性不同,荧光渗漏的程度也不同,二者呈正相关。

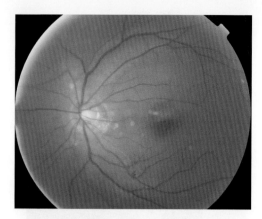

图 8-16　点状内层脉络膜病变彩色眼底像

多发性视网膜下黄白色圆形病灶,位于视网膜色素上皮和内层脉络膜水平,没有玻璃体炎症

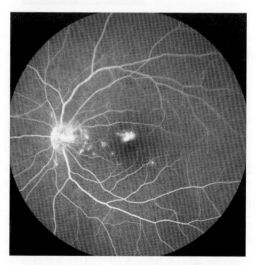

图 8-17　点状内层脉络膜病变 FFA 图像

黄白色病灶在活动期显示随时间延长荧光渗漏,该图中除黄斑区外病灶荧光渗漏不明显,提示病变活动性不强。最常见并发症是新生血管膜,可见新生血管膜荧光渗漏,提示病变尚未完全瘢痕化

第七节 白 塞 病

白塞病（Behcet disease，BD）是多系统性疾病，包括口腔溃疡、生殖器溃疡等全身改变。眼底改变主要是玻璃体炎、视网膜血管炎，其中以闭塞性血管炎为主要表现。可以继发玻璃体积血（图 8-18）。

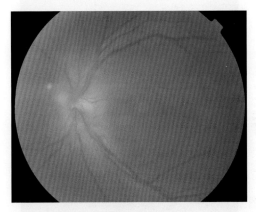

图 8-18　白塞病眼底彩色眼底像

视盘前方玻璃体内限局性混浊

炎症可以累及动脉及静脉。荧光素眼底血管造影可见视盘血管、视网膜大血管荧光渗漏，黄斑区小血管渗漏导致囊样水肿形成（图 8-19）。

视网膜毛细血管的弥漫荧光渗漏、壁染、闭塞。其中以闭塞性血管炎为主要表现（图 8-20），可见无灌注区及视网膜新生血管形成。

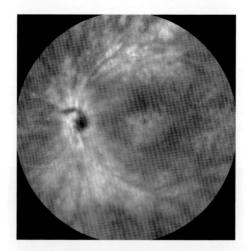

图 8-19　白塞病 FFA 图像
视盘及视网膜血管荧光渗漏,黄斑区囊样水肿

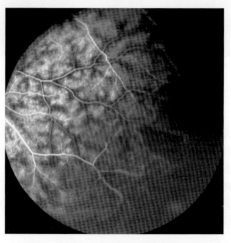

图 8-20　白塞病无灌注区
颞下方可见大片 NP 区,提示炎症导致血管闭塞

第八节 后巩膜炎

后巩膜炎根据发病位置不同、累及范围不同,临床表现多种多样。是一种非常容易误诊但可以治疗的疾患。

结膜以及巩膜表层血管充血,眼内有炎症反应,患者有局部疼痛,这些特点都提示要考虑巩膜炎(图 8-21)。

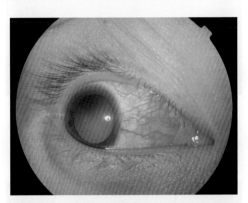

图 8-21　后巩膜炎巩膜表层血管充血彩色眼表像

部分巩膜炎和相应区域的葡萄膜炎的范围可能局限在后极部,可能有视网膜下肿胀(图 8-22),容易误诊为占位性病变。

慢性巩膜炎患者,荧光素眼底血管造影常常会显示内层脉络膜皱褶。皱褶中 RPE 重叠处显示为条形弱荧光改变(图 8-23)。

急性和亚急性后巩膜炎可以合并局灶性渗出性视网膜脱离(图 8-24)。

可以看到 PRE 水平的局灶性荧光渗漏(图 8-25),这是病变破坏了外屏障完整性的结果,是导致视网膜脱离的根本原因。

巩膜和脉络膜炎症侵及视神经可以引起视神经炎,尤其是邻近视神经部位的后巩膜炎容易导致视盘水肿(图 8-26)。造影早期就可见到视盘强烈的荧光渗漏(图 8-27)。

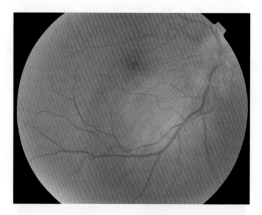

图 8-22　后巩膜炎彩色眼底像

拱环鼻下可见限局性视网膜下肿胀,视盘黄斑间可见
皱褶样条纹

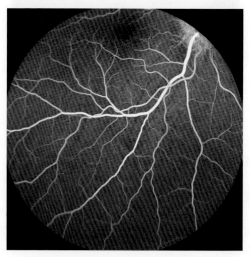

图 8-23　后巩膜炎 FFA 图像

和脉络膜皱褶对应部位可见弱荧光线条

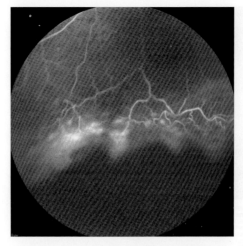

图 8-24 后巩膜炎继发视网膜脱离
下方视网膜隆起,其边缘视网膜血管荧光渗漏

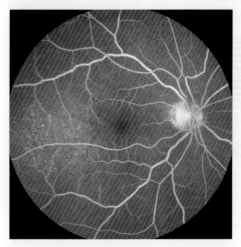

图 8-25 后巩膜炎 FFA 图像
黄斑颞侧可见多量点状强荧光,晚期渗漏

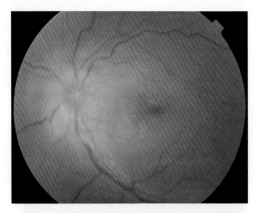

图 8-26　后巩膜炎致视神经受累彩色眼底像
视盘边界不清、水肿

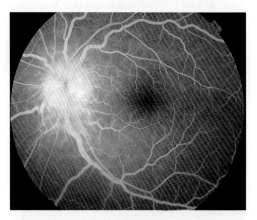

图 8-27　图 8-26 患者 FFA 图像
视盘荧光渗漏明显

第九节　原　田　病

　　原田病是葡萄膜弥漫性的肉芽肿性炎症。主要是淋巴细胞、浆细胞、上皮样细胞、偶尔有吞噬了色素的巨细胞浸润。炎性细胞反应通常累及脉络膜毛细血管，导致色素上

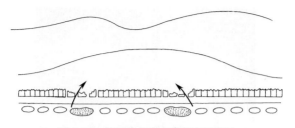

图 8-28　原田病色素上皮损害示意图
粗大的黑点代表的是脉络膜的炎性细胞

皮完整性受损(图 8-28),出现多个密集的针尖样荧光渗漏。

病变早期,眼底可见一处或多处浆液性视网膜脱离,脱离部位显示黄白色、灰白色改变(图 8-29)。脉络膜增厚,有时可以引起脉络膜皱褶,视盘可以有充血。

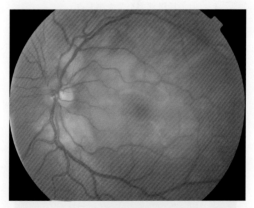

图 8-29　原田病彩色眼底像
后极可见浆液性脱离,视网膜下黄白色改变

荧光素眼底血管造影中,对应于 RPE 受累部位早期可见到多个细密的、针尖样的强荧光点(图 8-30)。

随着时间的延长,荧光素不断通过受累 RPE 细胞部位进入视网膜下,在视网膜下积存,形成多个湖样的荧光积存(图 8-31)。视盘后期强荧光。

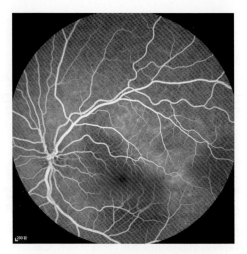

图 8-30　原田病 FFA 静脉早期图像
后极部多个荧光渗漏点

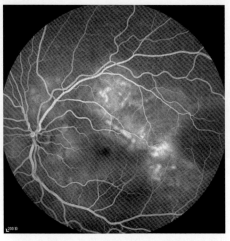

图 8-31　原田病 FFA 后期图像
荧光渗漏较图 8-30 增强,在视网膜下积存

炎症减轻后,眼底视网膜色素上皮和脉络膜色素脱失,使眼底从深色到浅色,呈现出晚霞样外观(图 8-32),并且在周边可见多灶性、较小的黄白色萎缩病变,而这种改变并非我们临床上认为的 Dalen-Fuchs 结节(图 8-33)。这种萎缩性病变数量较多、位于周边、和晚霞眼底并存,组织学中为直径 50-125um 的脉络膜视网膜限局性萎缩灶。而 Dalen-Fuchs 结节数量较少、出现在疾病急性期,主要位于后极和赤道部,组织学中由淋巴细胞、巨噬细胞、增殖 RPE 细胞等构成,直径在 370um 左右的细胞团。

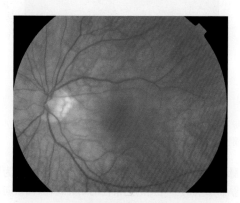

图 8-32　原田病晚霞样改变彩色眼底像
色素脱失后眼底晚霞样外观

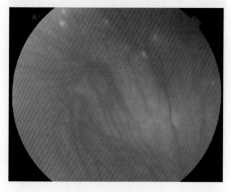

图 8-33　原田病周边萎缩性病变彩色眼底像

　　荧光素眼底血管造影中,萎缩性病变显示为点状荧光着染,炎症造成的荧光渗漏减轻或者消失(图 8-34)。

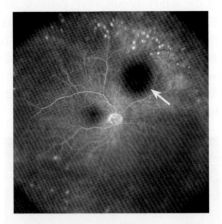

图 8-34　原田病恢复期 FFA 全景图

箭头所示为位于前置镜和角膜间气泡造成的伪影,强荧光点为周边萎缩性病变荧光着染

　　脉络膜浸润和长期的视网膜脱离消退之后,因为脉络膜增厚而出现的不规则的色素性的划界线,从视盘向外发出,散在于周边眼底(图 8-35)。

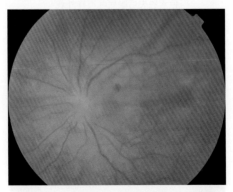

图 8-35　原田病合并色素线条彩色眼底像

色素线条从视盘发出,黄斑区也见色素改变

荧光素眼底血管造影中,可见到色素性划界线显示为荧光遮蔽(图 8-36)。

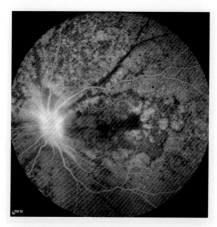

图 8-36　原田病合并色素线条 FFA 图像
色素性划界线表现为荧光遮蔽线条

在一些患者中可能会出现,类似于白斑样脉络膜视网膜病变(鸟枪弹样)、拟眼组织胞浆菌综合征(presumed ocular histoplasmosis syndrome,POHS)中的多灶性萎缩性脉络膜视网膜病灶(图 8-37)。

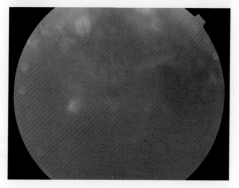

图 8-37　原田病致萎缩性眼底改变
较图 8-33 中病灶大,位于赤道部,亦为脉络膜视网膜萎缩性病灶

这些病灶在赤道部以曲线样的方式分布,和 POHS 和假性 -POHS 见到的类似。偶尔会互相融合(图 8-38)。

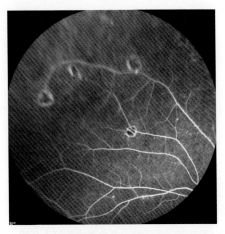

图 8-38　原田病致萎缩性眼底改变 FFA 图像
病灶在造影中显示弱荧光改变

后期并发症中,偶尔可能见到脉络膜新生血管(图8-39)。通常在荧光素眼底血管造影中表现可见经典型脉络膜新生血管(图 8-40)。

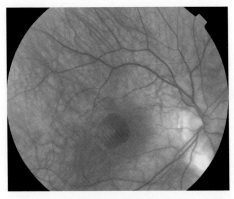

图 8-39　原田病继发脉络膜新生血管彩色眼底像
黄斑区灰色膜样病变,可见视网膜下出血

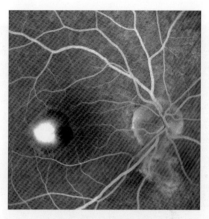

图 8-40　原田病继发脉络膜新生血管 FFA 图像
新生血管膜荧光渗漏

第十节　交感性眼炎

因外伤或者手术而致眼球穿通伤后,累及了一眼葡萄膜。那么,在第二只眼中,可能会出现弥漫性或者多个局灶性肉芽肿性脉络膜炎。

未经激素治疗的患者眼底可类似于原田病中的多灶性浆液性脱离(图 8-41),但是该病患者少有原田病的全身体征。

荧光素眼底血管造影上特征改变是 RPE 水平多个细小的渗漏灶(图 8-42),如果有渗出性视网膜脱离的患者中会出现后期融合。

经过系统治疗后患者的渗漏程度比未治疗患者明显减轻。视网膜下液体吸收,但常可见视盘水肿(图 8-43),可能仍会因脉络膜炎症性增厚而出现脉络膜皱褶,这种改变在荧光素眼底血管造影中更明显(图 8-44)。荧光素眼底血管造影中后期视盘强荧光无特异性,治疗后的患者荧光素眼底血管造影显示较未治疗过的患者明显减轻(图 8-45)。

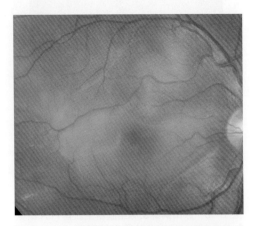

图 8-41　交感性眼炎（未经激素治疗）彩色眼底像
后极部多个浆液性视网膜脱离病灶

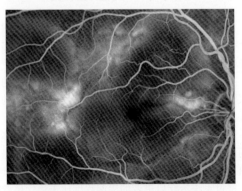

图 8-42　图 8-41 患者 FFA 图像
浆液性视网膜脱离病灶内可见荧光素的渗漏，表现为多湖样荧光积存

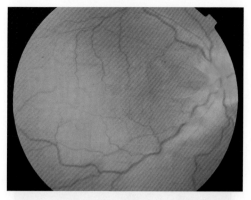

图 8-43 交感性眼炎（激素治疗后）彩色眼底像

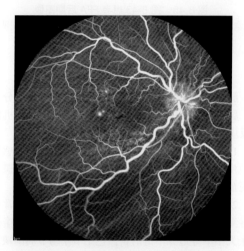

图 8-44 图 8-43 患者 FFA 图像

该患者曾经接受系统性激素治疗，未见到湖样荧光积存，图中条形弱荧光改变代表脉络膜皱褶，可见视盘强荧光，黄斑区点状强荧光

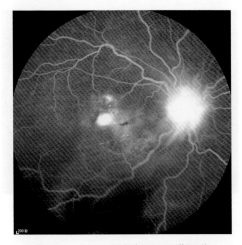

图 8-45　图 8-43 患者 FFA 后期图像

视盘荧光较图 8-44 中增强渗漏,黄斑区点状强荧光渗漏明显

第十一节　结核性脉络膜炎

脉络膜血流丰富,最易接纳循环系统中的结核分枝杆菌。脉络膜中结核病的表现因细菌数量、毒力、及机体组织反应状态而不同。可分 4 型。

1. 渗出型或过敏型　见于对结核分枝杆菌敏感性高或免疫力低下者。眼底可见圆形或椭圆形黄白色斑,1~2个视盘直径,周围有小出血点,血管旁常有白鞘。

2. 急性粟粒型脉络膜结核　由菌血症引起,常伴有急性粟粒型肺结核和结核性脑膜炎。眼底出现数个至数十个大小不等边界不清的黄白色结节。结节周围缺乏明显的炎症反应。偶尔粟粒状结节可相互融合堆积成团块状,有时可见视网膜血管跨过脉络膜病灶。后期结节呈夹杂有色素沉着的白色萎缩斑。

3. 慢性播散性结核性脉络膜炎　眼底见播散性结节,约 1/3~1/2PD。灰黄色,边界不清,新鲜病灶为圆或椭圆形渗出斑,附近视网膜充血,水肿,多有玻璃体混浊,视力下降,视野有不规则暗点。

4. 脉络膜结核球　多见于幼儿和青年,可单或多发,直径多 3~5PD,局限于后极部。早期病灶呈灰白色,以后似肿瘤样逐渐长成半球状隆起(图 8-46),周围有卫星样小结节和小出血灶,可伴视网膜实体性脱离和虹膜灰黄色结

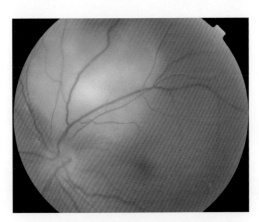

图 8-46　脉络膜结核球彩色眼底像
视盘颞上可见视网膜下球状黄色病变,直径大于 5PD

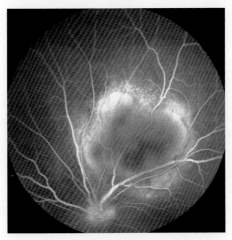

图 8-47　脉络膜结核球 FFA 后期图像
炎症破坏色素上皮,病变边缘及表面荧光素渗漏

节。荧光素眼底血管造影中因炎症病灶破坏色素上皮外屏障而出现荧光渗漏（图 8-47）。病变后期病灶呈白色机化斑块，周围色素沉着（图 8-48）。此外本病也可以引起亚急性眼内炎。

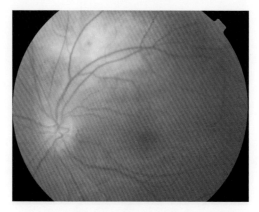

图 8-48　图 8-46 患者抗结核治疗后 2 年复查

遗传性视网膜疾病

第一节　Best 病

是一种常染色体显性遗传性黄斑营养障碍类疾病,病因是 RPE 细胞内表达的 *VMD2* 基因变异所致。累及双眼。因病灶类似蛋黄而名卵黄样黄斑营养障碍。该病分期如下:

1. 卵黄前期　眼底基本正常(图 9-1)。

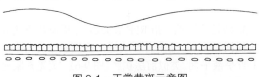

图 9-1　正常黄斑示意图

2. 卵黄期　是由于 RPE 内脂褐质的聚集所引起。此期视功能正常。RPE 细胞因黄色色素变性(图 9-2)。眼底可见边界清楚地、限局视网膜下病变,类似煎蛋蛋黄的视网膜下病灶(图 9-3)。黄色物质在吲哚青绿造影中显示遮蔽荧光,荧光素眼底血管造影中黄色病灶呈强荧光改变可

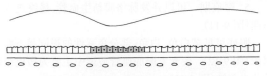

图 9-2　色素上皮细胞黄色色素示意图
色素上皮内脂褐质异常增多

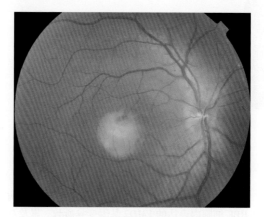

图 9-3　Best 病卵黄期彩色眼底像
黄斑区病变边界清晰,色泽较黄,类似煎蛋

能是 RPE 破坏、脱色素、黄色物质本身自发荧光引起(图
9-4)。

　　3. 假性积脓期　指 RPE 破裂后,脂褐质物质从 RPE
进入视网膜下腔,受重力影响进入视网膜下方(图 9-5)。
其上方呈液平面,类似前房积脓(图 9-6)。荧光素眼底血
管造影中可能由于 RPE 外屏障破坏而出现荧光渗漏(图
9-7)。

　　4. 碎蛋期　可见随着卵黄病灶进一步破裂,多个不
规则视网膜下黄色沉积物看起来就像碎鸡蛋一样(图 9-8)。
偶尔可以见到在接近病灶周围的地方,有多个的黄色沉积
物(图 9-9)。病灶部位显示强荧光改变。其周围黄白色病
变也显示强荧光,可能这种强荧光改变部分源自黄色物质
的自发荧光(图 9-10)。

　　5. 瘢痕期　可以并发脉络膜新生血管,最终进入瘢
痕期(图 9-11)。

　　眼底可见黄白色、白色、部分色素性的视网膜下瘢痕
组织(图 9-12)。荧光素眼底血管造影中主要为瘢痕组织
的荧光着染(图 9-13)。

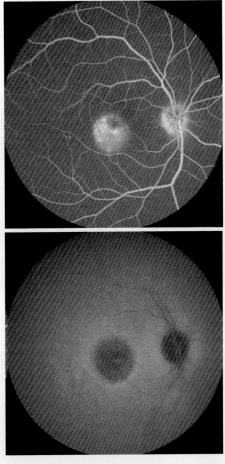

图 9-4　Best 病卵黄期同步 FFA 和吲哚青绿造影图像

荧光素眼底血管造影通常表现为荧光渗漏,而吲哚青绿造影中显示为荧光遮蔽

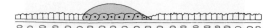

图 9-5　Best 病假性积脓期示意图

脂褐质物质从色素上皮细胞内进入视网膜下

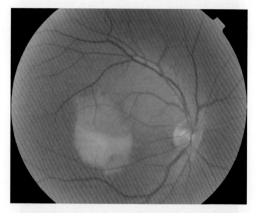

图 9-6　Best 病假性积脓期彩色眼底像

黄色物质沉积于视网膜下腔,其表面可见液平面,类似前房积脓

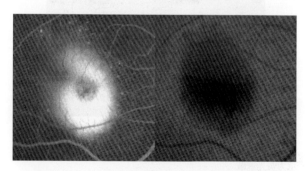

图 9-7　Best 病假性积脓期同步 FFA 和 ICGA 图像

该期病变的荧光素渗漏情况较卵黄期更为明显,而吲哚青绿造影中荧光遮蔽不变

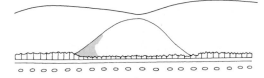

图 9-8 Best 病碎蛋期示意图

视网膜下黄色沉积物由于碎裂、部分吸收而变小

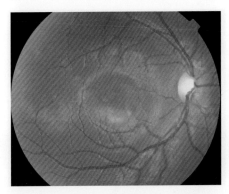

图 9-9 Best 病碎蛋期彩色眼底像

黄斑区及黄斑颞侧视网膜下散在多个较小黄色病变

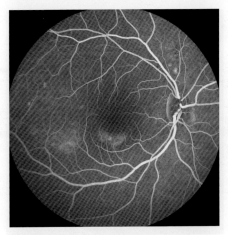

图 9-10 Best 病碎蛋期同步 FFA 图像

黄斑区及黄斑颞侧散在多个强荧光改变

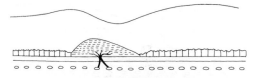

图 9-11　Best 病瘢痕期示意图

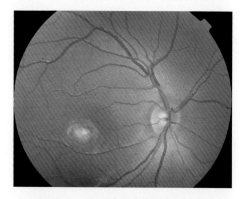

图 9-12　Best 病瘢痕期彩色眼底像

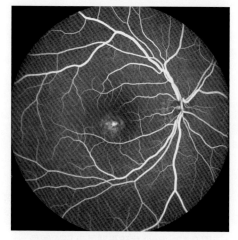

图 9-13　Best 病瘢痕期 FFA 图像

第二节　Stargardt 病

系常染色体隐性遗传,由 *AMCA4* 基因发生变异所引起。在 RPE 内有多量的脂褐质沉积,随后导致 RPE 细胞丧失(图 9-14)。大量的证据表明,Stargardt 病及眼底黄色斑点症是同一种疾病。只不过后者可能代表着色素上皮脂褐质的沉积程度更深更广泛。

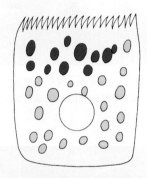

图 9-14　Stargardt 病色素上皮细胞改变示意图
黄色颗粒为异常增多的脂褐质

患者眼底常常显示朱砂样深橘色外观,可能会因为过多的脂褐质沉积于 RPE 引起脉络膜细节不见(图 9-15)。在早期,这种朱砂红样眼底及脉络膜荧光遮蔽可能并不存在。

多数患者可以见到脉络膜湮没征(图 9-16),即明亮的视网膜血管与其背景荧光较暗形成鲜明对比,视网膜小血管细节清晰可见。因为该病中 RPE 内脂褐质的沉积是一个动态的过程,这种斑点及色素上皮脂褐质弥漫性沉积的证据可能随后才出现,因此,部分患者荧光素眼底血管造影中可以没有脉络膜湮没。

后极部斑点位于 RPE 层(图 9-17),很少表现为离散的圆形、椭圆形、或穹隆样隆起。幼小的儿童患者中,这种斑点可能并不存在、也可能非常小、数量非常少。

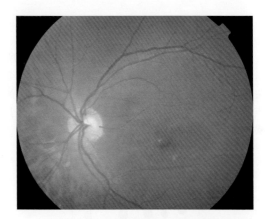

图 9-15 Stargardt 病彩色眼底图像
视网膜色泽呈现朱砂样深橘色改变,黄斑区可见色素改变

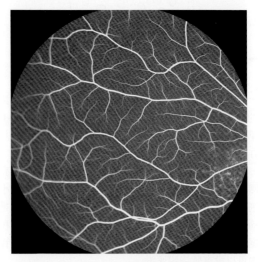

图 9-16 Stargardt 病脉络膜湮没征图像
背景荧光较暗,视网膜血管内荧光素充盈,二者形成鲜明对比,毛细血管清晰可见

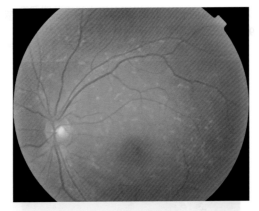

图 9-17 Stargardt 病黄色斑点

表现为色素上皮层弯曲的条形、长短不一的黄白色病变

　　自发荧光中和黄白色斑点对应部位可见到明亮的信号(图 9-18),比彩色眼底像更为清晰。这些斑点代表吞噬了 10 倍于其正常大小的脂褐质的 RPE 细胞。

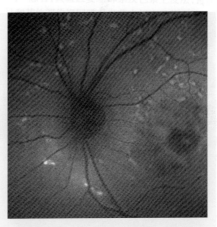

图 9-18 Stargardt 病自发荧光图像

自发荧光中的明亮信号和彩色眼底像中的黄白点位置对应

第四节　视网膜色素变性

视网膜色素变性(retinitis pigmentosa,RP)的原发部位是色素上皮和光感受器复合体,视网膜光感受器退行性改变、色素上皮脱色素、色素上皮细胞移行进入表面视网膜——特别是血管周围区域、视网膜血管壁透明及增厚、整个视网膜膜弥漫性萎缩和胶质化。疾病早期,色素上皮和脉络膜毛细血管得以保留。随后色素上皮萎缩,出现部分性脉络膜毛细血管闭塞。因此,疾病早期,脉络膜充盈是正常的,疾病后期,脉络膜毛细血管闭塞可以充盈缺损。

一、典型性视网膜色素变性

患者在儿童期或者成年早期就出现夜盲、周边视野进行性缩小形成环形暗点而保留中央视力。眼底可见典型三联征:骨细胞样色素沉着、动脉狭窄、蜡样视盘萎缩(图9-26)。

荧光素眼底血管造影的改变包括视网膜血管纤细(图9-27)、色素移行导致的颗粒样强荧光和荧光遮蔽(图9-28)、脉络膜毛细血管萎缩导致静脉早期背景弱荧光后

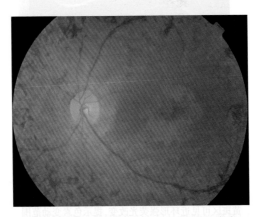

图 9-26　典型性视网膜色素变性彩色眼底像
具备骨细胞样色素沉着、动脉狭窄、蜡样视盘萎缩三联征改变

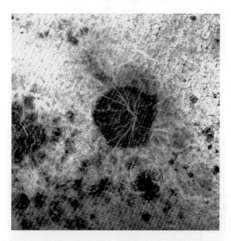

图 9-27　典型性视网膜色素变性之视网膜血管纤细
可见视盘发出的动静脉管径均纤细

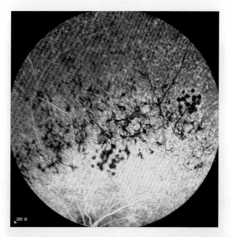

图 9-28　典型性视网膜色素变性之色素细胞改变
大量骨细胞样色素沉着引起荧光遮蔽，其间可见 RPE 细胞改变
引起的颗粒样强荧光

期荧光着染（图 9-29）、视网膜小血管受累引起的荧光渗漏
（图 9-30）。视网膜毛细血管的渗漏，通常局限在黄斑区或

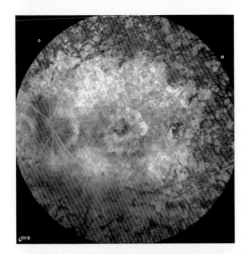

图 9-29　典型性 RP 脉络膜毛细血管萎缩
黄斑区可见不规则荧光着染灶

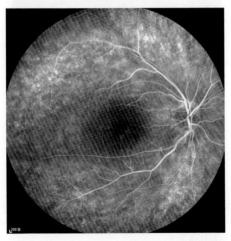

图 9-30　典型性 RP 视网膜血管荧光渗漏
后极部可见视网膜血管轻微荧光渗漏

者在血管弓附近的旁中心区域,有时候也可能会累及到整个眼底。

二、无色素性视网膜色素变性

在其他方面都是很典型的视网膜色素变性患者,可能没有色素上皮细胞移行到视网膜内,或者仅有轻微的色素移行到视网膜内(图 9-31)。从组织病理学上可以见到视网膜色素移行进入到视网膜内,但是数量不足以在检眼镜下发现。

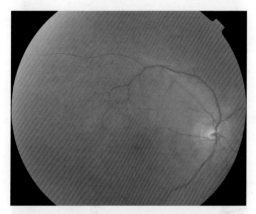

图 9-31　无色素性视网膜色素变性彩色眼底像
眼底没有或者仅有少量色素移行到视网膜内

荧光素眼底血管造影可以更清晰地显示色素的变动及血循环的改变(图 9-32)。

三、静脉旁脉络膜视网膜萎缩

多数患者视神经和视网膜血管正常,患者没有症状、视功能正常。沿大静脉可见清晰的色素上皮萎缩区(图 9-33)。萎缩区可以围绕视盘融合在一起。色素迁徙围绕着静脉,黄斑可以有 RPE 改变。

荧光素眼底血管造影中可见到由于病变部位色素上皮萎缩,伴脉络膜毛细血管萎缩形成荧光着染(图 9-34)。

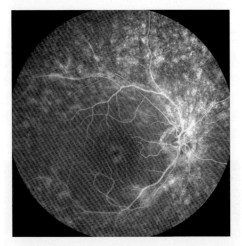

图 9-32　无色素性 RP FFA 图像

后极部可见多量强荧光点,提示 RPE 改变。视网膜血管纤细部分走行至赤道部管径不见

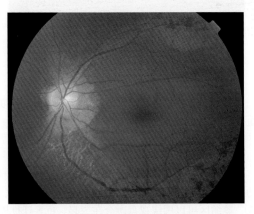

图 9-33　静脉旁脉络膜视网膜萎缩彩色眼底像

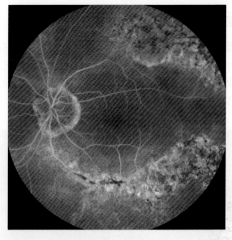

图 9-34 静脉旁脉络膜视网膜萎缩 FFA 图像

全景图下可见沿着各静脉走行的条形荧光着染及色素遮蔽弱荧光(图 9-35)。

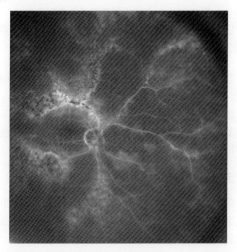

图 9-35 静脉旁脉络膜视网膜萎缩 FFA 全景图像

四、白点状视网膜变性

除了视功能障碍,眼底可以见到色素上皮水平有许多白色小点样改变。点状病灶通常以放射状方式排列,在赤道部数量极多,而黄斑区没有(图9-36)。病变后期可见到视网膜血管变细、视盘色淡等改变。

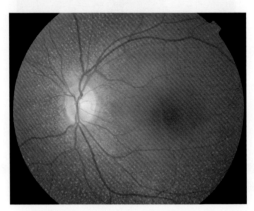

图 9-36　白点状视网膜变性彩色眼底像

白点小而多,分布均匀,位于色素上皮层,眼底色素上皮改变不明显

造影显示色素上皮广泛的、更加明显的脱色素(图9-37)。患者多有 ERG 异常。

虽然这种疾病中点状病灶和白点状眼底类似,后者特点是静止性夜盲、没有色素上皮退行性改变、没有色素上皮移行、视功能异常没有进展。ERG 基本正常。

五、Bietti 结晶性毯层视网膜营养障碍

眼底可在后极部见到闪闪发光的结晶体及多个地图样色素上皮萎缩病灶(图9-38)。RPE 萎缩灶内结晶体不太明显。

荧光素眼底血管造影在色素上皮萎缩区可以见到脉络膜毛细血管萎缩和脉络膜大血管残存(图9-39)。

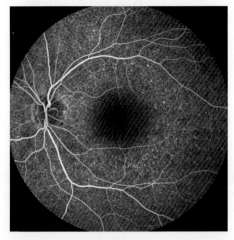

图 9-37　白点状视网膜变性 FFA 图像

荧光素眼底血管造影可以更清晰显示色素上皮改变范围

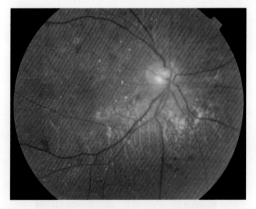

图 9-38　Bietti 结晶性毯层视网膜营养障碍彩色眼底像

后极部可见多个黄白色发光结晶体,这种改变可以消退不见

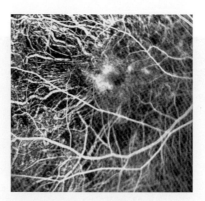

图 9-39 Bietti 结晶性毯层视网膜营养障碍 FFA 图像

常常可见脉络膜毛细血管萎缩,在荧光素眼底血管造影中仅留脉络膜大血管,这种萎缩多见于后极

早期病变集中在后极部,视力、视野、ERG、症状可轻微或者不受影响,病变区域逐渐扩大、互相融合,扩展到眼底周边部后,可有视网膜色素变性的典型表现(图 9-40)。疾病发展的速度及严重的程度是变化的。

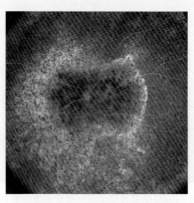

图 9-40 Bietti 结晶性毯层视网膜营养障碍 FFA 全景图像

后极部围绕视盘可见较大范围背景弱荧光灶,提示脉络膜毛细血管萎缩,其外周背景荧光充盈尚可

第五节　性连锁青少年视网膜劈裂

性连锁性视网膜劈裂的基因被定位在 Xp22.2。该基因编码 retinoschisin，是一种分泌到内层视网膜的光感受器蛋白。像 ERG 和组织病理提示的那样，Muller 细胞的弥漫异常是疾病潜在的原因。青少年性视网膜劈裂位于神经纤维层和神经节细胞层。内层可能含有也可能没有视网膜血管。

所有患者均为男性，黄斑区可见特征性的中心凹劈裂（图 9-41）。这种中心凹劈裂几乎见于所有患者。典型的黄斑劈裂表现为放射状微囊样改变。

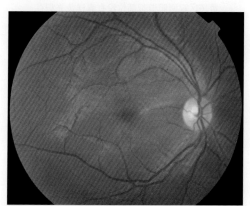

图 9-41　青少年视网膜劈裂彩色眼底像
中心凹反光消失，前置镜下可见黄斑区微囊样改变

荧光素眼底血管造影中没有明显异常荧光渗漏（图 9-42）。

典型的中心凹劈裂消失之后，在成人患者中会出现萎缩性的视网膜色素上皮改变（图 9-43）。

荧光素眼底血管造影中可见部分为透见荧光，部分显示荧光着染（图 9-44）。

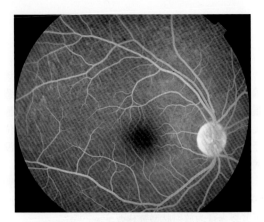

图 9-42 青少年视网膜劈裂 FFA 图像
黄斑区视网膜劈裂部位没有囊样荧光积存

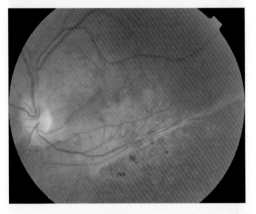

图 9-43 青少年视网膜劈裂色素上皮改变彩色眼底像

只有 50% 的患者可能会出现周边视网膜劈裂、或者相关的一些临床表现，大部分都出现在颞下象限。周边视网膜劈裂位于神经纤维层，内层视网膜呈沙膜样漂在玻璃体中，可见裂孔形成（图 9-45）。

194

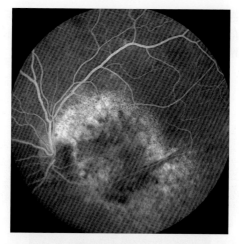

图 9-44　青少年视网膜劈裂色素上皮改变 FFA 图像

荧光素眼底血管造影更为清晰地显示色素上皮改变的范围

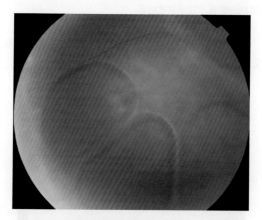

图 9-45　青少年视网膜劈裂之周边视网膜劈裂

内层视网膜沙膜样隆起，可见数个裂孔形成，以视网膜血管为界

造影中可见到劈裂视网膜没有血管,全景图下颞下周边裂孔,裂孔间边缘因为残留小血管荧光渗漏而显示分隔的边界(图 9-46)。

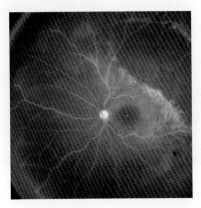

图 9-46　青少年视网膜劈裂中周边视网膜劈裂的 FFA 图像
裂孔内没有血管显示弱荧光,其边缘残留视网膜血管有荧光素充盈,因此清晰显示各个裂孔边界

劈裂部位内层视网膜血管不见,仅在其与未劈裂视网膜交界部位可见血管白线样改变(图 9-47)。

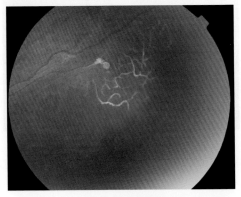

图 9-47　青少年视网膜劈裂之血管改变
劈裂与未劈裂视网膜交界部位可见血管白线样改变

荧光素眼底血管造影中可见小血管渗漏及血管呈珊瑚状末端终止改变(图 9-48)。

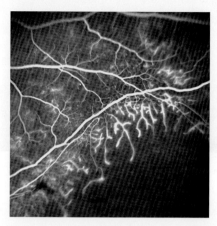

图 9-48　青少年视网膜劈裂血管改变的 FFA 图像
白线样血管仍可有荧光素充盈,但其远端无血管部位显示视网膜无灌注

第六节　眼底血管样条纹

眼底血管样条纹是从视盘周围发出的不规则、放射状、锯齿状、越来越细的、进入周边眼底的线条。因其颜色较暗,在检眼镜下类似血管而得名(图 9-49)。其本质为 Bruch 膜的破裂,组织病理学中常常表现出广泛的钙化退行。通过 Bruch 膜裂隙上方变薄的 RPE,可见到其下方脉络膜,脉络膜的色素特点决定了条纹的颜色。

在造影早期血管条纹可能会显示为不规则的强荧光和不同程度的后期荧光着染(图 9-50)。

眼底血管样条纹的患者,黄斑区或者视盘黄斑束附近,常常可以合并新生血管膜(图 9-51)。

脉络膜新生血管,通过血管条纹进入到色素上皮下或者视网膜下。但通常表现为经典型 CNV 改变(图 9-52)。

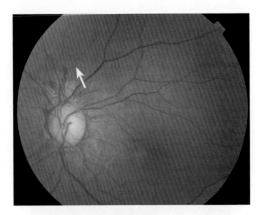

图 9-49　眼底血管样条纹彩色眼底像

盘周可见多条粗细不等的线条,直径逐渐变细

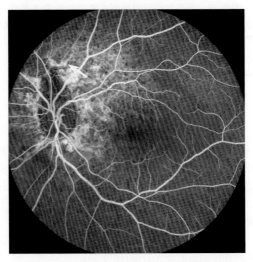

图 9-50　眼底血管样条纹 FFA 图像

箭头部位显示条形强荧光(视盘颞上),视盘上方弱荧光部位与脉络膜萎缩对应

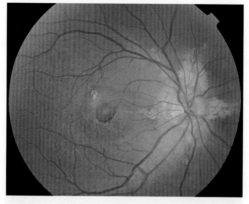

图 9-51 眼底血管样条纹继发脉络膜新生血管

视盘颞侧可见条形弯曲走行的血管条纹,其末梢与黄斑区新生血管膜相连

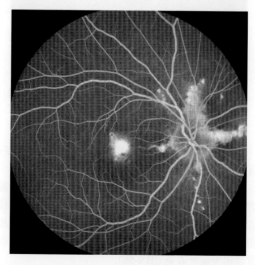

图 9-52 眼底血管样条纹继发脉络膜新生血管的 FFA 图像

黄斑区新生血管膜荧光渗漏,其鼻侧条形强荧光为血管条纹荧光着染

弹力假黄瘤

弹力假黄瘤患者中,除了眼底血管样条纹,其他相关的眼底病变包括:

1. 橘皮样色素改变　可能出现在血管条纹前,在黄斑颞侧多见(图 9-53)。这种改变的组织病理学变化还不是很清楚。

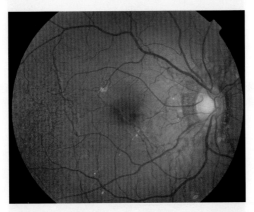

图 9-53　弹力假黄瘤之橘皮样色素改变彩色眼底像
黄斑颞侧可见多个点状密集的色素样改变,貌似橘皮

荧光素眼底血管造影上显示相应部位改变轻微(图 9-54),和这种改变可能位于 Bruch 膜有关。

2. 局灶性的 RPE 萎缩灶　多个小的、圆形的、黄色或者淡粉色色素上皮萎缩灶,以及互不相连的、常常位于患者周边眼底的不等量色素的凹陷性白色瘢痕,类似拟组织胞浆菌病中的改变(图 9-55)。荧光素眼底血管造影中通常显示为荧光着染(图 9-56)。

3. 结晶小体　有这种改变的患者,多数位于下方视网膜,常常与色素上皮萎缩性改变相关(图 9-57),其荧光素眼底血管造影中结晶小体部位显示荧光着染,其相关 RPE 改变则表现为透见荧光(图 9-58)。

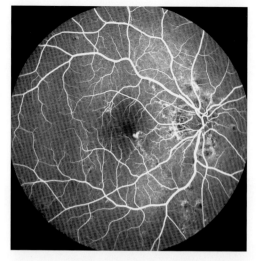

图 9-54 图 9-53 FFA 图像
在橘皮样色素改变的相应部位,荧光素眼底血管造影的改变并不明显

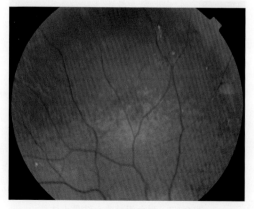

图 9-55 弹力假黄瘤之局灶性色素上皮萎缩彩色眼底像
上方眼底周边可见小的、圆形、略凹陷的白色萎缩性病灶

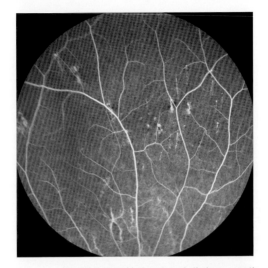

图 9-56　弹力假黄瘤局灶性色素上皮萎缩 FFA 图像
萎缩灶部位荧光着染

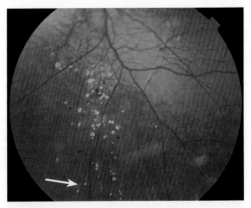

图 9-57　弹力假黄瘤之结晶小体
多呈白色,较结晶样视网膜病变中的结晶体大(箭头所示)

202

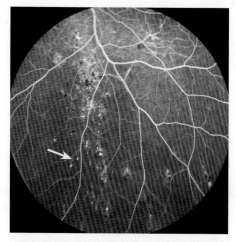

图 9-58　弹力假黄瘤结晶小体 FFA 图像

箭头所示对应于图 9-57 中结晶小体，显示为荧光着染

　　有 10%~15% 的弹力假黄瘤患者，可能会出现双眼黄斑区图形样营养障碍。5% 弹力假瘤眼底血管样条纹患者中，可见到视盘玻璃疣。

视网膜脱离

第一节　泡状视网膜脱离

泡状视网膜脱离(bullous retinal detachement)多见于中年男性,双眼发病多见,是中浆病的重症亚型,也偶尔会发生于女性。多因为误诊予以激素治疗后发病,也见于因为系统性疾病接受激素治疗的患者,如红斑狼疮、克罗恩病、风湿性关节炎,血液透析病,肾脏移植术后、溶血性贫血、冷球蛋白血症、嗜酸细胞性筋膜炎、过敏性支气管炎等。属渗出性视网膜脱离范畴。视网膜下液随体位变化而发生移动,坐位时可见下方有泡状视网膜脱离,卧位时后极部视网膜下液体增多。

早期后极部可见一个至数个散在灰白色视网膜下病灶,中央可有小水泡,外观像面包圈(图10-1)。

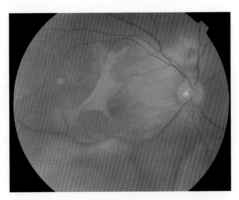

图 10-1　泡状视网膜脱离彩色眼底像
视盘上方可见小泡状改变,形似面包圈

　　荧光素眼底血管造影中可见和灰白色病灶对应部位的荧光渗漏较强烈(图10-2)。灰白色病灶为纤维素性渗出，说明脉络膜毛细血管通透性显著改变，使血浆蛋白以及纤维蛋白原渗漏。

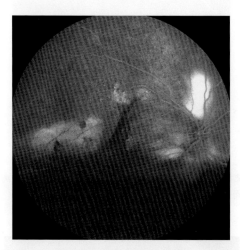

图 10-2　图 10-1 FFA 图像
可见和图 10-1 灰白色病灶对应部位的荧光渗漏较强烈

　　脉络膜毛细血管通透性的显著增强，导致大量的浆液通过受损的 RPE 进入视网膜下，造成视网膜脱离。荧光素眼底血管造影中视网膜脱离部位由于隆起，和未脱离部位不在同一焦面(图 10-3)。
　　对渗漏点激光治疗后视网膜脱离复位。纤维素性渗出较重的患者可以有视网膜下纤维条索(图 10-4)。致密的纤维素性渗出明显遮蔽荧光(图 10-5)。
　　反复发生视网膜脱离，会导致色素上皮以及视网膜光感受器萎缩，色素上皮移行到萎缩的视网膜内，可能会被误诊为视网膜色素变性(图 10-6)。少数情况下在色素上皮脱离的边缘可以发生色素上皮撕裂。

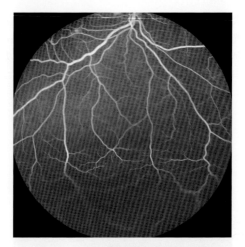

图 10-3　泡状视网膜脱离 FFA 图像

荧光素眼底血管造影中视网膜脱离部位由于隆起,和未脱离部位不在同一焦面

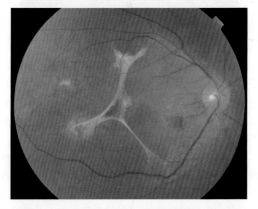

图 10-4　泡状视网膜脱离纤维条索彩色眼底像

图 10-1 患者激光治疗渗漏点后,视网膜脱离复位。黄斑区可见视网膜下黄白色条形病灶

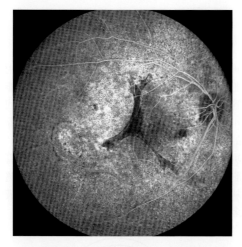

图 10-5 图 10-4 患者 FFA 图像
和视网膜下纤维条索对应部位显示为背景荧光遮蔽

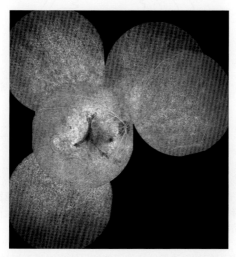

图 10-6 泡状视网膜脱离类似视网膜色素变性
广泛长期的视网膜脱离复位后,眼底血管造影可以类似视网膜色
素变性,可见到大量颗粒样强荧光改变,视网膜血管管径纤细

第二节 葡萄膜渗漏综合征

该病原因还不清楚。人体淋巴系统的主要作用是帮助细胞外空间内蛋白回到血管内。巩膜内通道可能起到淋巴管道的作用,使得脉络膜睫状体内细胞外蛋白回流入眼周组织中。增厚的巩膜和涡静脉阻塞被认为是葡萄膜渗漏的罪魁祸首。

巩膜异常的患者中,眼球无法处理从脉络膜血管中进入细胞外空间的少量蛋白,这些蛋白造成的胶体渗透压使液体从血管内进入睫状体上腔,造成睫状体脱离。液体逐渐增多,引起脉络膜脱离(图 10-7)。

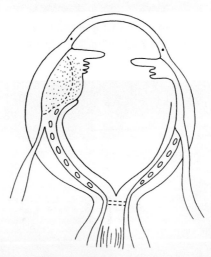

图 10-7　特发性葡萄膜渗漏综合征脉络膜脱离示意图
巩膜异常导致液体在渗透压的引导下进入睫状体脉络膜上腔,形成脉络膜脱离

长时间的脉络膜脱离使得能够保持视网膜下相对干燥状态的平衡打破,RPE 泵的功能受到影响,造成视网膜脱离发生(图 10-8)。眼球大小正常,单眼或者双眼视力下降,早期患者仅有浆液性睫状体脱离或合并脉络膜脱离(图 10-9)。

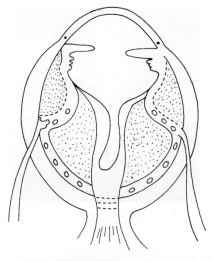

图 10-8　特发性葡萄膜渗漏综合征视网膜脱离示意图
脉络膜脱离进一步发展出现视网膜脱离

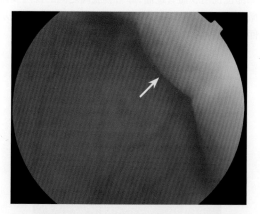

图 10-9　特发性葡萄膜渗漏综合征脉络膜脱离彩色眼底像
箭头部位为脉络膜脱离

　　荧光素眼底血管造影中后极部没有典型的 RPE 渗漏改变，没有后期的多湖状荧光积存，但可见因脉络膜皱褶导致的弱荧光线条（图 10-10）。

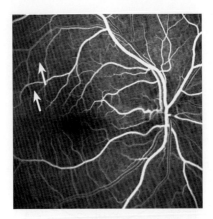

图 10-10　特发性葡萄膜渗漏综合征 FFA
箭头部位为脉络膜皱褶所致弱荧光线条

　　全景图下可见到脉络膜脱离部位显示弱荧光改变,其后缘部位视网膜血管迂曲,脉络膜脱离之间的视网膜血管轻微渗漏荧光(图 10-11)。眼底可见静脉血管扩张提示血液回流不畅(图 10-12)。

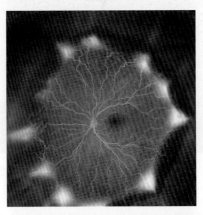

图 10-11　特发性葡萄膜渗漏综合征脉络膜脱离 FFA 全景图
脉络膜脱离之间的视网膜血管轻微渗漏荧光

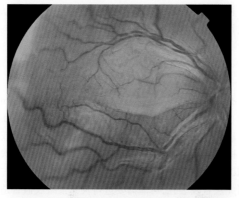

图 10-12　特发性葡萄膜渗漏综合征视网膜脱离
视网膜脱离及盘周血管迂曲,可见黄斑区视网膜皱褶

　　当葡萄膜渗漏综合征患者出现视网膜脱离(图 10-12)时,荧光素眼底血管造影中显示血管迂曲及视网膜脱离,脱离区和未脱离区或者不同程度的视网膜脱离在血管造影时无法在同一焦面显影(图 10-13)。长时间的视网膜脱离,视网膜下形成网状色素条纹和豹斑。

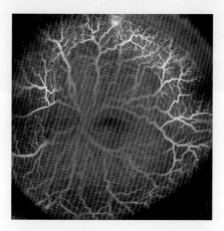

图 10-13　特发性葡萄膜渗漏综合征视网膜脱离 FFA 图像
视网膜脱离范围较广累及整个视网膜,但是后极部和周边部脱离程度不同,焦点在周边时,后极部视网膜显示模糊

视网膜静脉迂曲扩张及视盘水肿、豹斑和线条状或网状色素条纹是该病的特征性眼底血管造影表现。

第三节　孔源性视网膜脱离

孔源性视网膜脱离（rhegmatogenous retinal detachment，RRD）的发生是视网膜裂孔和玻璃体变性同时存在的结果。玻璃体变性包括玻璃体脱离、液化、浓缩、膜形成。

眼底可见玻璃体变性、视网膜波浪状或半球状隆起（图 10-14）、90% 的病例可见视网膜裂孔。10% 左右的病例因无法查及裂孔，可能需要进行荧光素眼底血管造影进行鉴别诊断，除外渗出性视网膜脱离可能。

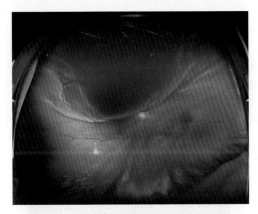

图 10-14　孔源性视网膜脱离彩色眼底像
可见颞上撕裂孔及视网膜限局性隆起，下方玻璃体内由于出血导致玻璃体混浊

在孔源性视网膜脱离，后极部没有荧光渗漏，脱离的视网膜隆起较高，和未脱离或者脱离较低的范围不在同一焦面，二者在共焦造影中只能清晰显示其中之一（图 10-15）。

周边可见源自视网膜血管的继发性改变，包括无灌注区（图 10-16）、毛细血管扩张（图 10-17）、毛细血管荧光渗

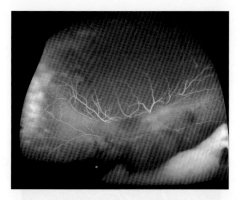

图 10-15 RRD FFA 图像

隆起部位较高的视网膜和较低视网膜不在同一焦面,因此只能清晰显示其中之一

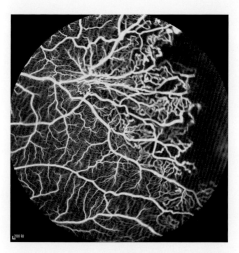

图 10-16 RRD 继发视网膜血管改变中无灌注区

整个视网膜血管荧光情况请参考图 10-18,该图系图 10-18 患者颞侧部位 50°镜头呈像

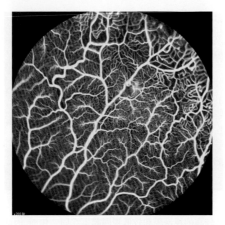

图 10-17 RRD 继发视网膜血管改变毛细血管扩张

整个视网膜血管荧光情况请参考图 10-18,该图系图 10-18 患者颞上部位 50°镜头呈像

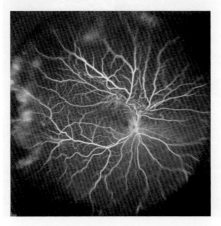

图 10-18 RRD 继发视网膜血管改变毛细血管荧光渗漏

图 10-16、图 10-17、图 10-18 系同一患者,其中图 10-18 为全景图(倒像),图中上方及下方均有视网膜波浪样隆起,血管走行于其表面略迁曲

漏（图 10-18）。

荧光素眼底血管造影对于鉴别孔源性视网膜脱离和渗出性视网膜脱离有一定的帮助作用。

第四节 牵拉性视网膜脱离

牵拉性视网膜脱离（tractional retinal detachment，TRD）特指玻璃体内有宽阔粗大的机化膜或条索与视网膜有比较广泛的粘连，由膜或条索收缩引起的视网膜脱离。

眼底可见和原发病变一致的临床表现，常常见于增生性糖尿病视网膜病变、视网膜血管炎、外伤性眼底病变（图10-19）。

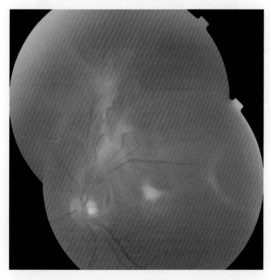

图 10-19 视网膜血管炎致 TRD 彩色眼底像
视盘上方视网膜血管牵拉迂曲，该部位视网膜限局性隆起

　　荧光素眼底血管造影中见和原发病变相关的造影表现,视网膜脱离形态、范围与牵拉程度、范围相关(图10-20)。

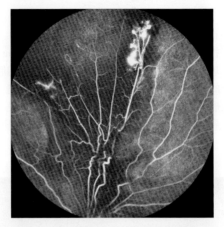

图 10-20　图 10-19 患者 FFA 图像
视盘上方血管迂曲,因增生膜牵拉而聚集。牵拉致相应部位限局性视网膜脱离。图片上方可见大片 NP 区

第十一章

外伤性眼底病变

眼挫伤是外界机械性钝力引起,可造成眼内多种结构的改变,常常累及脉络膜、视网膜和视神经,导致永久性视功能障碍。

第一节 Valsalva 视网膜病变

各种原因导致胸部或者腹部的压力增高,从而引起表层视网膜毛细血管自发性破裂,引起内界膜出血性脱离(图 11-1)。

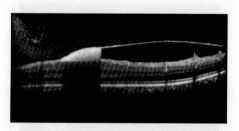

图 11-1 Valsalva 视网膜病变 OCT 图

眼底像中可见到多种形状的视网膜前出血,位于内界膜下视网膜前。血肿表面可见明亮的反光。在图 11-2 血肿边缘,可见到玻璃体后界膜闪亮纤细的条纹,提示玻璃体后界膜皱褶(图 11-2)。

荧光素眼底血管造影示出血显示为荧光遮蔽,没有视网膜血管的异常荧光。上方的黑色弓形边缘清晰的勾勒出玻璃体后界膜脱离的范围(图 11-3)。

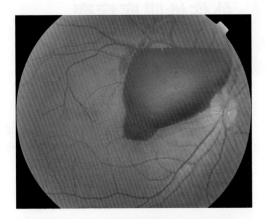

图 11-2 Valsalva 视网膜病变彩色眼底像

可见视网膜前舟状鲜红色出血,其深面的视网膜及血管均被遮盖

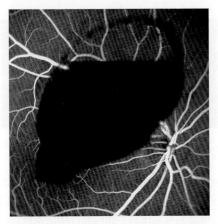

图 11-3 Valsalva 视网膜病变 FFA 图像

YAG 或者氪离子激光或玻璃体切除术后可以使血液得以引流或清除。

第二节　视神经撕脱

该病是指视神经从巩膜管道中突然向后位移，可能会见于如下几种原因。①眼球极度地旋转及向前移位。②穿通性的眼眶外伤导致视神经向后牵拉。③眼内压力突然增加，导致筛板破裂。

眼底彩像可见离断部位显示为坑样的向后凹陷，常常可以伴有出血。视网膜可以有挫伤性、缺血性坏死。同视网膜中央动脉阻塞（图 11-4）。

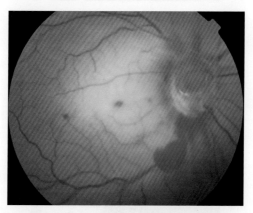

图 11-4　视神经撕脱彩色眼底像
视盘部位坑样凹陷伴出血，视网膜缺血性灰白水肿

荧光素眼底血管造影显示视盘边缘处血管早期即有荧光渗漏，视盘周围部分动脉管径纤细、不均匀，相应部位静脉充盈迟缓（图 11-5）。后期视盘荧光渗漏明显（图 11-6），视盘周围血管壁染，轻微荧光渗漏。

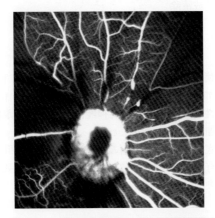

图 11-5　视神经撕脱 FFA 静脉早期图像
视盘边缘强荧光,盘周部分动脉、静脉充盈迟缓

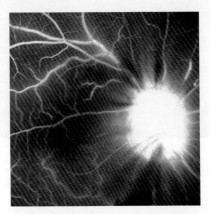

图 11-6　视神经撕脱 FFA 静脉后期图像
整个视盘荧光渗漏,盘周动脉充盈完全

第三节 脉络膜裂伤

钝伤作用于眼球使其变形,不同解剖层次发生位移及血液循环紊乱,在二者的共同作用下,脉络膜位移和无位移部位交界处可发生破裂、出血、缺血改变。因钝力的方向不同而使不同部位受累。

脉络膜裂伤(rupture of the choroid)多发于眼底后极部,病灶多呈弧形,凹面向视盘(图 11-7),作同心圆排列。病灶可多发,末端可分支。脉络膜破裂处在受伤早期眼底可见到棕黄色条纹,边缘因出血而模糊不清。以后逐渐变为边缘清晰的弧形灰白色损害,弧形凹面对着视盘。多条裂伤眼的黄斑区可见到 Y 形棕黄色条纹。

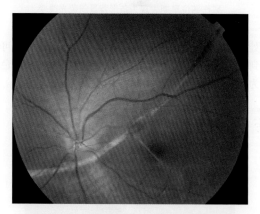

图 11-7 脉络膜裂伤彩色眼底像

视盘下方可见弧形脉络膜裂伤病灶,贯穿眼底后极部。与其走向垂直可见较短脉络膜裂伤累及黄斑

荧光素眼底血管造影有助于鉴别不同层次的脉络膜损伤,因为脉络膜破裂深度不同而异。若破裂仅限于色素上皮,荧光素眼底血管造影显示为透见荧光。如果破裂的深度已累及玻璃膜及脉络膜毛细血管层(板层裂伤),则荧光素眼底血管造影早期出现弱荧光区(图 11-8),是由于损

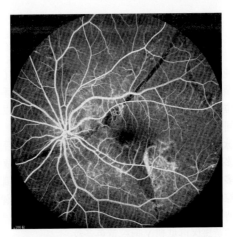

图 11-8 脉络膜裂伤 FFA 静脉早期图像

裂伤部位早期表现为条形背景弱荧光改变

伤处缺乏毛细血管的背景荧光所致。但在弱荧光中可以
见到残余的脉络膜粗大血管,后期染料渗漏和巩膜着色而
转为强荧光(图 11-9),可出现脉络膜视网膜充盈倒置。全

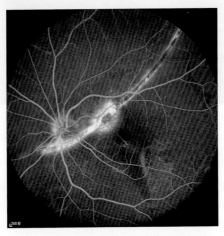

图 11-9 脉络膜裂伤 FFA 静脉后期图像

裂伤部位完全表现为荧光着染

层脉络膜破裂,则破裂自始至终都表现为暗区,见不到任何脉络膜血管形态。只是在很后期才有荧光素从损伤的边缘漏入,而使巩膜逐渐着色。

第四节 光损伤性黄斑病变

光损伤性视网膜病变(photic retinopathy)是由于短时间内黄斑部遭受密集光照所造成的一种损害。以男性青壮年人多见。损害原因主要有日光、电焊光、高压汞灯、激光笔或眼科手术显微镜等。损伤机制主要有热效应和光化学效应。

色素上皮细胞含有大量的黑色素,是进入眼底光线的主要吸收部位,通过热效应和(或)光化学效应,造成视网膜色素上皮和视网膜外层视细胞损伤,眼底检查可见黄斑区色素改变(图 11-10)。

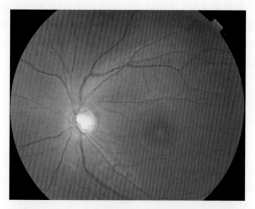

图 11-10 光损伤性黄斑病变彩色眼底像
中心凹部位可见色素改变,检眼镜检查反光消失

荧光素眼底血管造影中可见因色素改变引起的强荧光灶,通常后期没有荧光渗漏(图 11-11)。

223

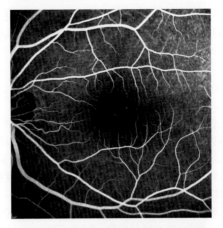

图 11-1 光损伤性黄斑病变 FFA 图像
色素上皮改变引起强荧光,通常没有荧光渗漏

　　有研究表明,视网膜光化学损伤中 RPE 的改变最先发生,而光感受器的改变为继发性的。其损伤程度取决于光的波长、能量和暴露时间。多焦 ERG 显示有感受器细胞损害。OCT 显示光感受器层连续性中断。

第十二章

全身病眼底病变

第一节 糖尿病视网膜病变

1. **微血管瘤** 是糖尿病视网膜病变最早的临床改变,可以出现在视网膜的后极和(或)周边。主要出现在毛细血管床静脉侧,多为圆形,偶尔为纺锤形,其分布和视网膜大血管没有特别的关系,而在高血压视网膜病变中是有关系的。荧光素眼底血管造影中表现为强荧光点(图12-1),因为内皮细胞的丢失后期可见荧光渗漏(参见图4-5和图4-6)。

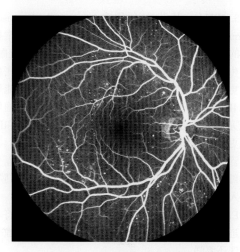

图 12-1 微血管瘤 FFA 图像

微血管瘤表现为点状强荧光

2. 静脉串珠 视网膜静脉的限局性扩张和缩窄（图 12-2）。

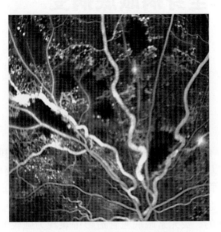

图 12-2 静脉串珠 FFA 图像
静脉管壁的局限扩张和缩窄形似腊肠

3. IRMA 其英文全称为 Intraretinal microvascular abnormalities，NPA。IRMA 其实是视网膜内一些异常扩张迂曲的毛细血管（图 12-3），作用是类似侧支循环引流血管。和新生血管相比，IRMA 管径更细，因此荧光素眼底血管造影更有助于发现 IRMA。荧光素眼底血管造影能帮助鉴别 IRMA 和新生血管，但也不是少了荧光素眼底血管造影就完全没法分辨，检眼镜下的鉴别要点包括：①IRMA 面积更小，血管更细。新生血管面积大，可呈扇形。②新生血管周围常有血管闭塞，但 IRMA 不一定有。③新生血管伴纤维增殖，IRMA 无。④新生血管突出于视网膜，甚至长入玻璃体，IRMA 平坦，位于视网膜内。

EDTRS 研究中发现，一旦出现显著的 IRMA，将非常快的进展成增殖期，IRMA 的提示作用比视网膜出血和静脉串珠还要强。

4. 毛细血管床闭塞区 即 Non-perfusion area（NPA），因为毛细血管床的闭塞导致该区域荧光低于周围的视网膜

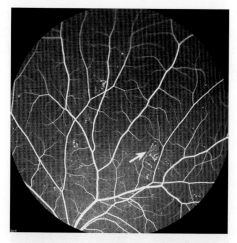

图 12-3　IRMA FFA 图像
箭头示部位可见异常扩张的毛细血管

荧光,但是其下方的背景荧光仍然可见,因此又高于荧光遮
蔽灶(图 12-4),后者完全看不到背景荧光。范围可大可小。

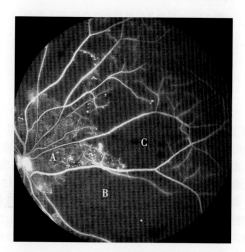

图 12-4　毛细血管床闭塞区
A. 非毛细血管闭塞区　B. 毛细血管闭塞区　C. 荧光遮蔽灶

5. 视网膜新生血管　视盘新生血管（NVD）位于视盘上以及视盘 1PD 内的叫 NVD；位于眼底其他部位的新生血管叫视网膜新生血管（NVE）。其特点是内屏障不完整因此荧光渗漏（图 12-5）。

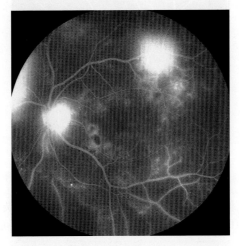

图 12-5　视盘及视网膜新生血管 FFA 图像

第二节　大 动 脉 炎

大动脉炎是一种主要累及主动脉及其主要分支、冠状动脉、肺动脉的慢性进行性非特异性炎症。当它累及头臂动脉时可以出现和低灌注视网膜病变相同的临床症状。

眼底可见近视盘视网膜静脉色泽暗红、管径粗、走行略迂曲，赤道部可见微血管瘤，少见视网膜出血（图 12-6）。

荧光素眼底血管造影显示动脉充盈迟缓，可见动脉前峰，静脉充盈迟缓（图 12-7）、多量微血管瘤（图 12-8），后期视盘表面小血管扩张渗漏荧光，拱环周小血管轻微渗漏荧光（图 12-9）。

和低灌注视网膜病变不同之处在于，该病多见于中青

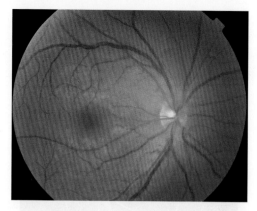

图 12-6 大动脉炎彩色眼底像
视盘边界尚清,盘周静脉迂曲不明显但色泽暗红、管径粗大

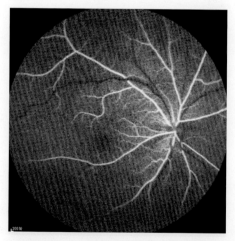

图 12-7 大动脉炎 FFA 静脉早期图像

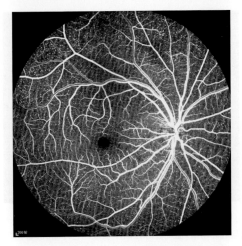

图 12-8 大动脉炎中微血管瘤

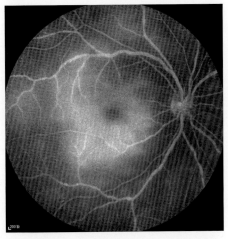

图 12-9 大动脉炎 FFA 后期图像
视盘强荧光,血管弓内毛细血管荧光渗漏显著

年女性。由于动脉受累部位不同程度不同,病程不同,大
动脉炎的眼底表现除缺血性视网膜病变外,还可以有正常
眼底、高血压性眼底改变。

第三节　系统性红斑狼疮眼底病变

系统性红斑狼疮(systemic lupus erythematosus,SLE)是一种特发性慢性多器官炎症损伤的免疫性疾病。它在病理生理上主要以免疫系统的高度活化和自身抗体数量和功能上的异常作用为特征。SLE 主要眼底改变如下:

1. 毛细血管前小动脉阻塞　典型的棉絮斑提示毛细血管前小动脉阻塞(图 12-10 和图 12-11)。伴或不伴有视网膜出血。

2. 视网膜大血管的阻塞　其病理机制为抗磷脂抗体等引起的微血栓和免疫复合物二者共同介导的狼疮性血管病变而非血管炎 SLE 视网膜血管阻塞的表现与视网膜中央或分支动脉或静脉阻塞一样(图 12-12 和图 12-13)。

3. 视神经损害　目前认为是由于视神经缺血、脱髓鞘等造成,早期表现为视神经炎症、缺血,后期大部分患者均表现为视神经苍白萎缩(图 12-14 和图 12-15),视功能损害严重。

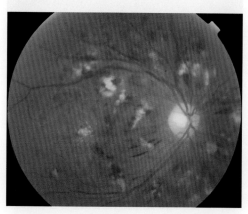

图 12-10　SLE 毛细血管前小动脉阻塞
后极部多个棉絮斑提示毛细血管前小动脉闭塞

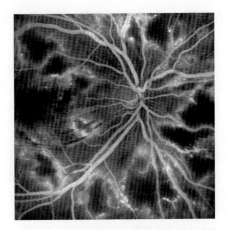

图 12-11　毛细血管前小动脉阻塞 FFA 图像
和棉絮斑对应部位表现为弱荧光灶

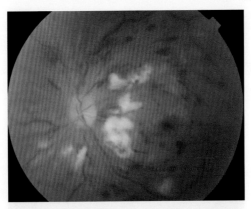

图 12-12　SLE 视网膜大血管阻塞彩色眼底像
眼底可见火焰样出血及棉絮斑,类似 CRVO 改变

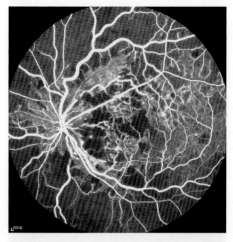

图 12-13　SLE 视网膜大血管阻塞 FFA 图像

与 CRVO 类似,静脉迂曲,NP 区范围较大,眼底出血致荧光遮蔽较少

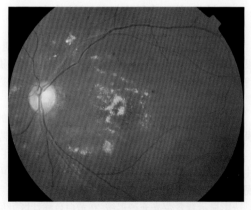

图 12-14　SLE 视神经损害彩色眼底像

视盘色苍白,视盘周血管纤细、白线样改变

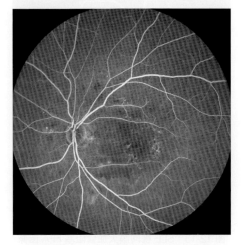

图 12-15　SLE 视神经损害 FFA 图像

后期视盘荧光略弱,而且可见乳斑束区内血管闭塞导致无灌注区

第四节　妊娠高血压综合征

妊娠高血压综合征发生于妊娠后期及产后短期内。其眼底改变分为三级:第一级为视网膜动脉功能性狭窄(痉挛)。第二级为视网膜动脉器质性狭窄(硬化)。第三级即视网膜病变。

妊娠高血压视网膜病变期的基本改变是多灶性的脉络膜毛细血管阻塞。这种改变导致 RPE 失活,外屏障破坏。眼底可见局灶性 RPE 或者外层视网膜坏死的黄白色斑片病灶(图 12-16)。眼底可能表现棉絮斑和出血,可能表现浆液性视网膜脱离。

造影显示背景荧光充盈迟缓,在黄白色病灶区可见多个针尖样强荧光点渗漏。荧光素眼底血管造影可以表现出在色素上皮水平、多量针尖样荧光渗漏(图 12-17),以及后期视网膜下的荧光积存(图 12-18)。

产后和高血压治疗后,脉络膜缺血改善,眼底可见条

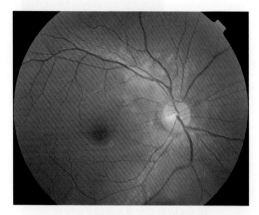

图 12-16　妊娠高血压综合征彩色眼底像
视盘周限局性视网膜脱离及视盘周多个点状黄白色病灶

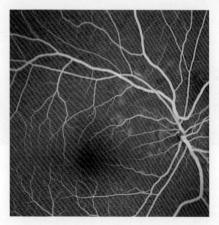

图 12-17　妊娠高血压综合征 FFA 静脉早期图像
和彩色眼底像中黄白色病灶对应部位可见强荧光点

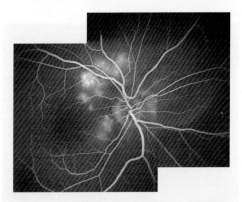

图 12-18　妊娠高血压综合征 FFA 后期图像
强荧光点较早期荧光渗漏更加明显

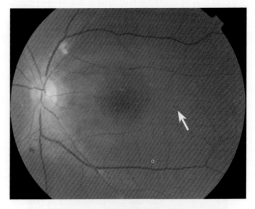

图 12-19　妊娠高血压综合征
箭头所示为 Elschnig 点

形不规则的色素沉着点（Elschnig 点）、黄色斑片、互相连接的 RPE 脱色素连线，仍在视盘旁、黄斑区存留（图 12-19）。造影中表现通常比检眼镜检查更明显（图 12-20）。这些变化源自于 RPE 梗死，常常双眼对称，如果最初是在病变后几年的常规检查中发现，常常会误解为黄斑萎缩的表现。

　　重症患者继发于浆液性或者血性视网膜脱离可能会

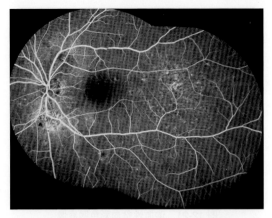

图 12-20　妊娠高血压综合征 FFA 图像

造影中可见到比彩色眼底像中更多的 Elschnig 斑,其典型荧光表现为中央弱荧光点,外环以强荧光环

引起显著的视力下降和盲,即使这些改变吸收消退,也会引起大范围的变性样改变,类似于毯层视网膜变性。这种改变不是进行性的,正确的诊断很重要。

第五节　贫　　血

90% 的血液病患者伴有视网膜病变,其临床表现虽多不明显,但并不少见,贫血引起视网膜病变的机制至今并不清楚,可能是严重贫血缺氧损伤了毛细血管内皮细胞,使 5- 羟色胺释放增加导致眼底静脉扩张,或伴随视网膜中央静脉压升高,使血管壁渗透性增加以致发生出血、渗出等改变。

常见的有视网膜出血、渗出物、视盘水肿及血管改变。眼底呈现苍白色调,视盘及视网膜轻度水肿(图 12-21),视网膜血管发生改变,其颜色在视盘上比视网膜上淡,视网膜静脉颜色接近动脉颜色,视网膜呈火焰状、线条状、圆点状及不规则形和内界膜下出血,并有棉絮状或结节状渗出。荧光素眼底血管造影无特征性改变(图 12-22)。

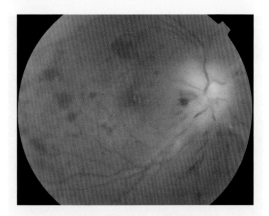

图 12-21 溶血性贫血彩色眼底像

视盘苍白边界不清,视网膜水肿,后极部多处点片出血,类似视网膜中央静脉阻塞

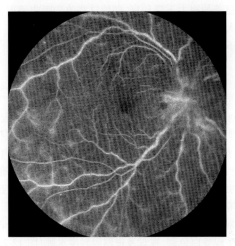

图 12-22 溶血性贫血 FFA 图像

第六节　高原红细胞增多症

　　高原红细胞增多症是常见的慢性高原病之一。主要病因是缺氧,人长期生活在高原缺氧环境中,机体从外界摄取氧的能力降低,氧在体内的运送也发生变化,机体供氧与耗氧平衡失调,红细胞生成的生理调节过程发生紊乱,红细胞生成增多,血液黏滞度增大,微循环障碍,组织缺氧加重,导致组织细胞及毛细血管受损。按 HAPC 诊断标准:①居住在高海拔地区,RBC>6.5 × 10^{12}/L,Hb>200g/L,HCI>65%;②伴头昏、眼花、手足麻木等症状及多血面容;③除外心肺疾患所患继发性红细胞增多症及真性红细胞增多症即可诊断高原红细胞增多症。

　　可单眼发病或者双眼先后发病,主要引起灌注不足致缺血、循环障碍致视网膜静脉阻塞(图 12-23)。荧光素眼底血管造影无特征性改变(图 12-24)。

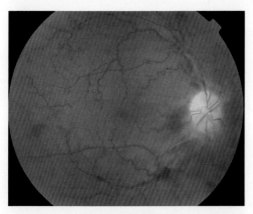

图 12-23　高原红细胞增多症彩色眼底像

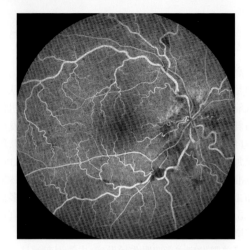

图 12-24　高原红细胞增多症 FFA 图像

视神经疾病

第一节　先天性视盘前血管袢

先天性视盘前血管袢是在视盘内和其周围扩张的血管环,分为动脉袢及静脉袢。视网膜动脉袢起源于视盘或其附近的视网膜大动脉。通常结构正常。

血管袢常常走行进入玻璃体内,可能引起袢内及袢周玻璃体积血(图 13-1)。发病机制不明确,可能是由于袢的运动导致了袢基底部附近的小血管的破裂所引起的。通常不会影响视网膜循环时间或受累象限视网膜循环时间可能轻微延长(图 13-2),少数患者可能出现动脉环阻塞而引起视力下降。

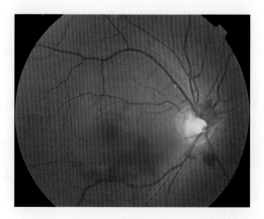

图 13-1　先天性视盘前血管袢彩色眼底像

可见视盘上缘片状出血,遮挡血管袢使之在眼底像中显示不清

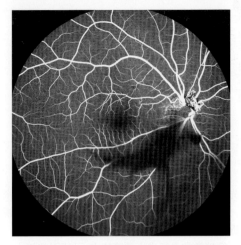

图 13-2　先天性视盘前血管袢 FFA 图像

造影中清晰显示视盘前血管袢,袢内弱荧光改变为出血遮蔽荧光
所致

先天性的视盘前静脉环,应该和获得性的扩张的静脉
吻合支鉴别。

第二节　视盘黑色素细胞瘤

视盘黑色素细胞瘤通常单侧发病,是系统先天性色素
痣,显示为深棕色或黑色。是一个相对良性视盘肿物,一
般不会伴有系统性疾病。隆起的肿物生长于视盘内。大
概 90% 的黑色素瘤小于两个视盘直径,大都是 1mm 高(图
13-3)。

在整个造影过程中,显示持续弱荧光改变(图 13-4)。
这种改变和深层的色素细胞致密及无血管相关。

肿物较大的患者中,水肿更为常见(图 13-5)。这种视
盘水肿被认为代表了慢性视盘受压之后导致的轴浆流淤
滞所引起的。

如果有视盘水肿存在,那么在肿物附近可见到视盘强
荧光(图 13-6)。

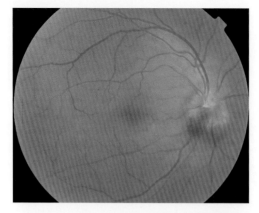

图 13-3　视盘黑色素细胞瘤彩色眼底像

肿物呈黑色,位于视盘下半视网膜血管下方,可见视盘略水肿

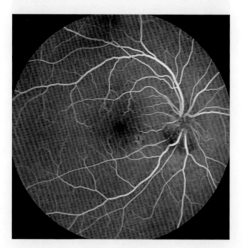

图 13-4　视盘黑色素细胞瘤 FFA 图像

和瘤体对应部位显示弱荧光改变,视盘上半毛细血管扩张不明显

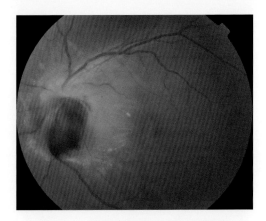

图 13-5　视盘黑色素细胞瘤彩色眼底像

和图 13-3 相比,肿物较大且视盘水肿更为显著并伴有硬性渗出

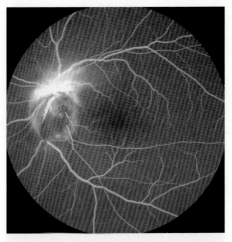

图 13-6　视盘黑色素细胞瘤 FFA 图像

和图 13-4 相比,可见瘤体上方视盘毛细血管荧光渗漏明显

　　视盘黑色素细胞瘤可有各种局部并发症,以其发生频率从高到低的排列:视盘水肿、视网膜水肿、局灶性视网膜下液、视网膜渗出、视网膜出血、视网膜静脉阻塞。

第三节　视盘毛细血管瘤

根据其起源部位分为内生性和外生性血管瘤。

毛细血管瘤从视盘表面发出,向内隆起的叫做内生性毛细血管瘤(图 13-7)。

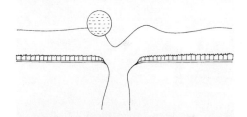

图 13-7　内生性视盘毛细血管瘤示意图

眼底表现为红色半球形隆起,有包膜,边界清晰,较大的瘤体可以部分或者全部遮挡视盘(图 13-8)。

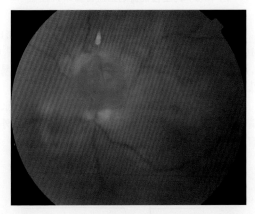

图 13-8　内生性视盘毛细血管瘤彩色眼底像

视盘前方红色球状瘤体,其前方玻璃体混浊并有小片增殖膜相连

245

瘤体本身受睫状系统和视网膜中央动脉的双重血供，瘤体在动脉早期已经有荧光充盈（图 13-9）。造影后期，瘤体及周围荧光渗漏呈强荧光改变。

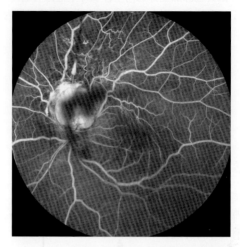

图 13-9　内生性视盘毛细血管瘤 FFA 图像

从视盘旁外层视网膜发出的叫外生性毛细血管瘤（图 13-10）。视盘旁外生性血管瘤，常常表现为橘红色（图 13-11），没有包膜，瘤体周围常常伴有渗出。瘤体较小时易被误认为视盘旁新生血管或者视盘水肿。

ICGA 中由于染料和血浆蛋白结合率高渗漏较低，可以清晰显示瘤体所在的层次（图 13-12），将内生性和外生性瘤体相鉴别开来。

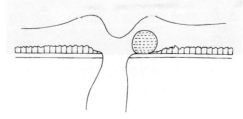

图 13-10　外生性视盘毛细血管瘤示意图

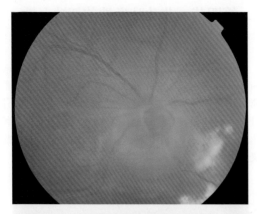

图 13-11　外生性视盘毛细血管瘤彩色眼底像

病变表面可见视网膜血管走行,位于视网膜外层

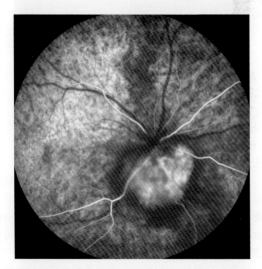

图 13-12　外生性视盘毛细血管瘤 ICGA 图像

第四节　非动脉炎性前部缺血性视神经病变

非动脉炎性前部缺血性视神经病变(nonarteritic anterior ischemic optic neuropathy，NAION)是中老年人群中最常见的急性致盲性视神经病变，临床以突发视力下降、特征性视野缺损、视盘水肿(图 13-13)或视盘周神经纤维层出血为主要表现。小视杯或小杯盘比在 NAION 发病中意义重大。

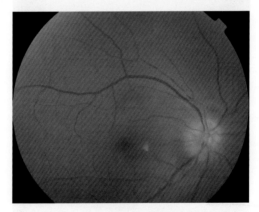

图 13-13　NAION 彩色眼底像

视盘边界不清，色泽较淡

视盘的血液供给主要是睫状后短动脉。由于睫状后短动脉充盈较视网膜中央动脉提前 0.5~1.5 秒，故正常者造影时动脉前期即可见视盘朦胧荧光。灌注不足是引起本病的机制，因此本病患者荧光素眼底血管造影早期可见视盘荧光充盈延缓(图 13-14)。

造影中后期显示非缺血区、盘表毛细血管代偿性被动性扩张所致的强荧光(图 13-15)。

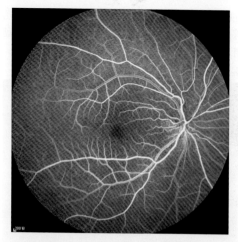

图 13-14　NAION FFA 早期图像
上半视盘和下半视盘相比显示弱荧光

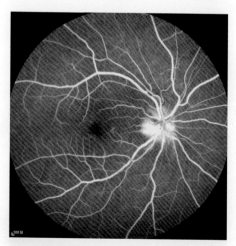

图 13-15　NAION FFA 后期图像
视盘上半及下半均可见荧光渗漏,下半更为显著

视盘水肿消退后视盘色泽苍白(图 13-16),荧光素眼底血管造影早期缺血区相对性弱荧光,甚至整个视盘弱荧光(图 13-17),后期荧光正常或荧光着染。

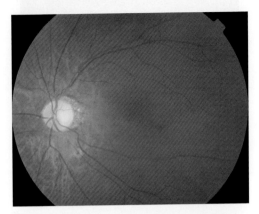

图 13-16　NAION 视神经萎缩彩色眼底像

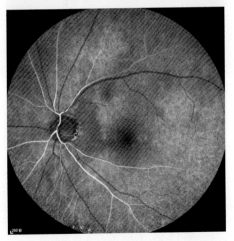

图 13-17　NAION 视神经萎缩 FFA 早期图像

第五节 视盘小凹

先天性视盘小凹发病机制目前尚不清楚,一般是由于原始视盘细胞异常分化导致胚裂闭合不良导致。常常为单眼发病,10%~15% 为双眼发病,可以合并先天性脉络膜缺损。大约 70% 的视盘小凹位于视盘颞侧,20% 位于中央部,其他位于视盘下方、上方或鼻侧。30%~60% 合并黄斑部浆液性视网膜脱离,容易误诊为"中浆"(图 13-18)。

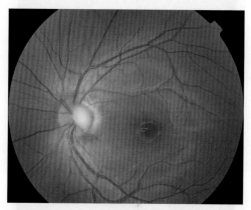

图 13-18　视盘小凹彩色眼底像
视盘颞侧可见凹陷灶,黄斑区浆液性视网膜脱离

荧光素眼底血管造影早期视盘小凹为弱荧光(图 13-19)。后期视盘凹陷处荧光着染(图 13-20),造影过程中无荧光素渗漏到视网膜神经上皮层下,视网膜血管未见异常。

长期的浆液性视网膜脱离可以引起色素上皮改变,黄斑区黄白色点状色素不均(图 13-21)。

荧光素眼底血管造影中可见到和视网膜脱离区域吻合范围的强荧光改变,后期退行,证实为色素上皮的改变而引起的透见荧光(图 13-22)。

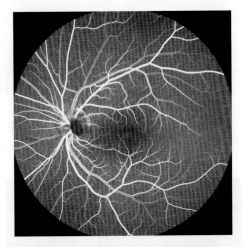

图 13-19 视盘小凹 FFA 早期图像
和图 13-18 中凹陷对应部位可见视盘限局性弱荧光改变

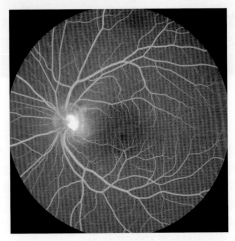

图 13-20 视盘小凹 FFA 后期图像
图 13-19 患眼中弱荧光部位在晚期表现为荧光着染性强荧光改变

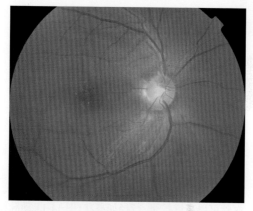

图 13-21 视盘小凹合并浆液性视网膜脱离

血管弓内视网膜限局性隆起,色素改变在黄斑区明显,可见黄白色点状改变

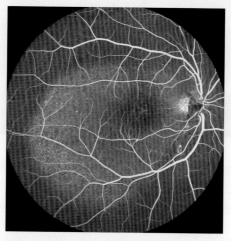

图 13-22 视盘小凹合并浆液性视网膜脱离 FFA 图像

和图 13-21 视网膜脱离区相对应部位表现为广泛的点状强荧光改变,提示色素上皮受累

第十四章

视网膜肿瘤

第一节　视网膜蔓状血管瘤

因动静脉交通显著，没有毛细血管或小动脉介入，视网膜血管可以高度扩张，行径如蔓状（图 14-1），动脉血液不经过毛细血管直接进入静脉，使得二者颜色相近。

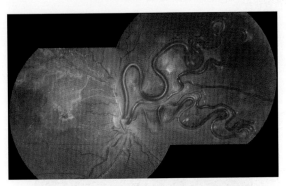

图 14-1　视网膜蔓状血管瘤彩色眼底像

视盘鼻上蔓状高度扩张血管，动静脉色泽相近不易区分

荧光素眼底血管造影中染料转运时间短，可见到动静脉几乎同时充盈（图 14-2）。荧光素眼底血管造影可以清晰见到血管吻合情况，通常没有血管外荧光渗漏（图 14-3）。

蔓状血管病变附近的微血管结构可能改变（图 14-4），大血管附近可能会出现毛细血管无灌注。

一些病例中可能会出现出血（图 14-5）、局灶性的血管

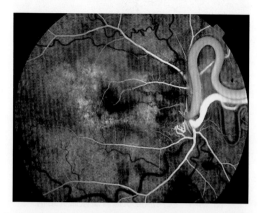

图 14-2 视网膜蔓状血管瘤 FFA 图像

动静脉内荧光素几乎同时充盈,可见静脉内荧光强度较动脉略弱,而非蔓状扩张的静脉尚在层流状态

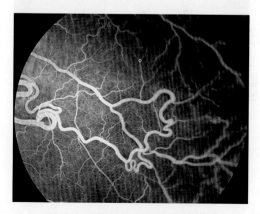

图 14-3 视网膜蔓状血管瘤血管吻合

血管吻合处没有荧光素渗漏,提示血管内屏障完好

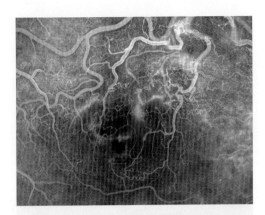

图 14-4　视网膜蔓状血管瘤微血管结构

患者荧光素眼底血管造影显示,黄斑区毛细血管迂曲扩张,可见 NP 区及血管轻微壁染

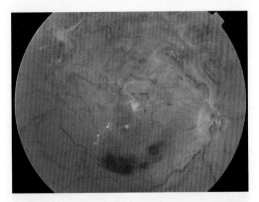

图 14-5　Wyburn Mason 综合征患者眼底改变

外渗出、血管周围瘢痕、及新生血管性青光眼。合并了眼眶周围或者大脑受累的被称为 Wyburn Mason 综合征。

第二节　视网膜毛细血管瘤

单纯的视网膜毛细血管瘤叫做 von Hippel 病,合并颅内或者其他器官病变的叫做 von Hippel-Lindau 病。

眼底可见橘红色肿物及其相应的滋养血管(图 14-6)。瘤体的大小和滋养血管的扩张程度有一致性,是一种适应性改变。

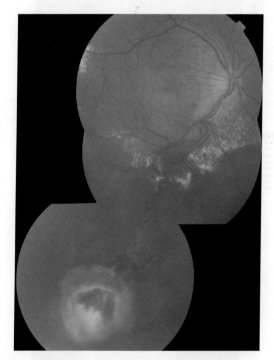

图 14-6　视网膜毛细血管瘤彩色眼底像

荧光素眼底血管造影动脉期即可见到瘤体内迅速充盈的荧光。与此同时,与之相连的静脉也可以出现明显层流(图 14-7)。后期瘤体表面可见荧光渗漏明显而呈强荧光团(图 14-8)。

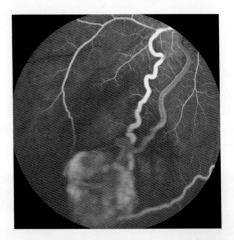

图 14-7　视网膜毛细血管瘤 FFA 静脉早期图像

瘤体后极部可见粗大的动脉及引流静脉与之相连且并行,血管管径和邻近部位血管相比明显增粗且走行迂曲,此时静脉尚在层流,而瘤体已经完全充盈荧光

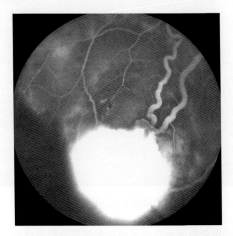

图 14-8　视网膜毛细血管瘤 FFA 静脉后期图像
和早期相比瘤体荧光在后期明显渗漏

大的血管瘤周围可以见到多发的小血管瘤及周围毛细血管扩张、微血管瘤、无灌注区（图 14-9）。

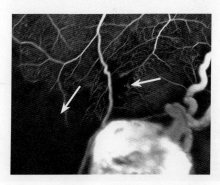

图 14-9　视网膜毛细血管瘤体周围微血管改变

箭头部位是 NP 区，其边缘可见毛细血管扩张

第三节　视网膜海绵状血管瘤

该病大部分为散发病例，有一些为常染色体显性遗传。瘤体是由于多个大小不等、薄壁的、互相沟通的血管瘤组成的，它构成了视网膜内侧半部分。它是一种局灶性血管性肿胀，由海绵状血管管道所构成，并部分独立于正常的视网膜循环之外。

病灶可以位于视盘和视网膜，包括黄斑。检眼镜下瘤体呈多囊样，类似紫葡萄，位于视网膜内层，有时可见囊腔内血浆和血细胞分离开的平面。瘤体周围视网膜内没有脂性渗出。病灶表面可见灰色纤维膜（图 14-10）。

海绵状的血管管道部分独立于正常的视网膜循环，因此其灌注通常会延迟，而且显示不完全。有些囊腔内可见帽状荧光，系的囊腔内血浆和红细胞分层所致（图 14-11）。大多数情况下，染料都不会从肿物血管向外渗漏。

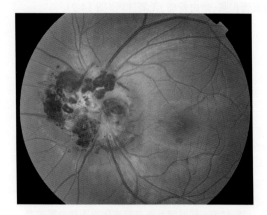

图 14-10　海绵状血管瘤彩色眼底像

病变位于视盘部位,眼底显示葡萄样紫红色多囊样病变,表面可见灰色纤维膜

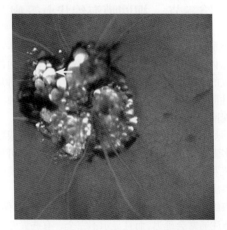

图 14-11　海绵状血管瘤 ICGA 图像

箭头部位显示帽样强荧光,其下缘平面系血浆和红细胞分层的界线

第四节 混合型色素上皮和视网膜错构瘤

视盘肿物在组织病理学上显示错构瘤性畸形,包括RPE、胶质细胞、和血管的增生。可以位于视盘、视盘周围、黄斑区、或周边眼底。要和玻璃体视网膜牵拉导致类似于混合性色素上皮以及视网膜错构瘤的病灶鉴别。

扁平的肿物部分羽毛样外观,和正常的色素上皮组织逐渐融合。病灶中央的大部分被灰白色半透明增厚的视网膜组织及视网膜前膜所遮蔽,可以看到视网膜血管迂曲和扩张(图 14-12)。

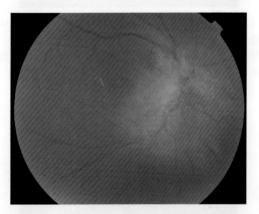

图 14-12 混合型色素上皮和视网膜错构瘤彩色眼底像
部分视盘被增生膜遮挡,视盘表面可见色素,病变边缘因膜的牵拉导致视网膜血管略迂曲

荧光素眼底血管造影显示在肿物区域视网膜血管迂曲扩张及通透性异常(图 14-13)。少数情况下,因为肿物内毛细血管成分在视网膜下、视网膜内渗出引起视物变形(图 14-14)。

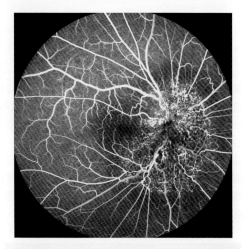

图 14-13　混合型色素上皮和视网膜错构瘤 FFA 静脉早期图像

肿物本身及膜性牵拉导致视盘周毛细血管及视网膜大血管迂曲、扩张

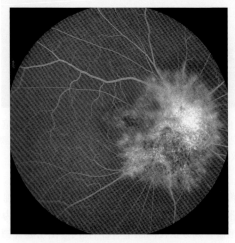

图 14-14　混合型色素上皮和视网膜错构瘤 FFA 静脉后期

造影晚期显示病变部位轻微荧光渗漏

第五节　成人视网膜母细胞瘤

视网膜母细胞瘤(RB)基本上是起源于视网膜的胚胎性的眼内恶性肿瘤,可起源于视网膜的任一核层。成人视网膜母细胞瘤较儿童视网膜母细胞瘤少见,但已有数十例病例报告。

眼底常常表现为黄白色质地松软的视网膜下占位,肿物处的 RPE 和脉络膜毛细血管层可以发生萎缩(图14-15)。

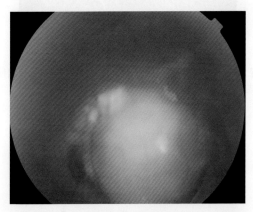

图 14-15　成人视网膜母细胞瘤彩色眼底像

视网膜下团状松软病变,其前方玻璃体内可见白色瘤样种植灶

荧光素眼底血管造影可因为瘤体血管化及坏死程度不同而有不同。内生型瘤体起源于视网膜内核层,可见视网膜血管进入瘤体内,瘤体内血管的丰富与否和瘤体本身的进展密切相关(图 14-16)。

成人视网膜母细胞瘤中钙化斑点并非最重要的诊断依据。最终诊断依靠病理结果。玻璃体内及视网膜前的瘤样种植灶提示该病变诊断。

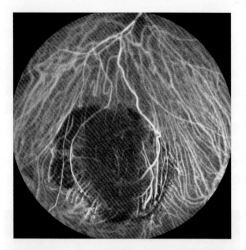

图 14-16　成人视网膜母细胞瘤 ICGA 图像

吲哚青绿造影显示瘤体内血管,瘤体表面视网膜血管进入瘤体内部,与瘤体内血管吻合部位清晰

第十五章

脉络膜肿瘤

第一节　先天性孤立性视网膜色素上皮肥大

视网膜色素上皮肥大是增大的色素上皮细胞内含有巨大黑色素颗粒,它可能伴有表面视网膜不同程度的变性(图 15-1)。肥大的色素上皮细胞内没有脂褐质,因为它无法吞噬及消化光感受器外节,因此可能会导致其表面光感受器细胞变性,从而引起视野缺损。常因为色素性病变而需与脉络膜痣及黑色素瘤鉴别。

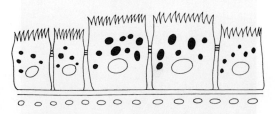

图 15-1　先天性色素上皮肥大示意图

单侧先天性视网膜色素上皮肥大是边界清晰、色素性、扁平、圆形的病灶(图 15-2)。先天性肥大病灶可以从淡棕色到深黑色,取决于色素上皮细胞内含的黑色素数量。

单灶性病灶荧光素眼底血管造影,可以表现色素均一的弱荧光,脉络膜背景荧光遮蔽(图 15-3)。

肥大病灶内常常会出现色素斑驳和脉络膜视网膜萎缩(图 15-4)。

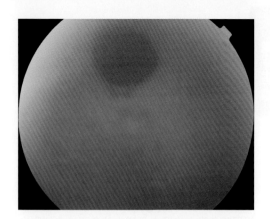

图 15-2　先天性色素上皮肥大彩色眼底像
颞上周边可见圆形、边界清晰的棕黑色病变

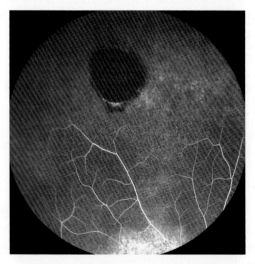

图 15-3　先天性色素上皮肥大 FFA 图像
病变部位显示背景荧光遮蔽

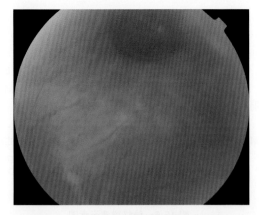

图 15-4　先天性色素上皮肥大眼底彩像

颞上周边可见圆形、边界清晰的棕黑色病变，其间可见色素萎缩灶

　　脉络膜视网膜萎缩部位早期显示强荧光，和许多其他色素上皮缺陷一样，因为巩膜荧光着染，在造影后期可能偶尔会显示为较强的荧光（图 15-5）。

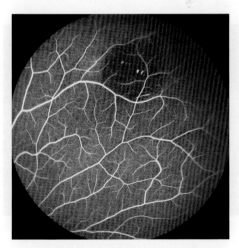

图 15-5　先天性色素上皮肥大 FFA 图像

色素萎缩部位可以透见脉络膜背景荧光或巩膜荧光着染

第二节　脉络膜痣

脉络膜痣是良性黑色素细胞在脉络膜中聚集而成的（图15-6）。脉络膜痣通常会累及外层脉络膜，影响或不影响脉络膜毛细血管。

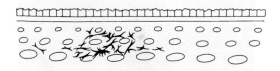

图 15-6　脉络膜痣示意图

脉络膜痣显示为石板条灰色，这是因为它的外观是通过色素上皮层显示的结果。它边界不清晰，是因为在脉络膜痣边缘处的黑色素细胞随机减少导致的。通过色素上皮细胞来看脉络膜痣的边缘，也使得其边缘显得模糊（图15-7）。

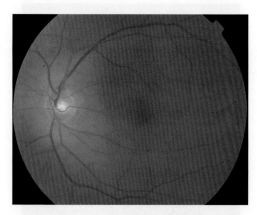

图 15-7　脉络膜痣彩色眼底像
病变显示视网膜下深层灰黑色病变

脉络膜痣因为下方脉络膜荧光被遮蔽而显示弱荧光病灶（图 15-8）。荧光遮蔽的程度和痣内含有的黑色素细胞量相关。

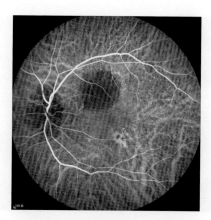

图 15-8　脉络膜痣 ICGA 图像

病变部位可见脉络膜弱荧光改变

荧光素眼底血管造影中可以因为脉络膜痣没有或轻微影响脉络膜毛细血管而基本正常（图 15-9）。

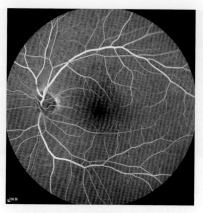

图 15-9　脉络膜痣 FFA 图像

和吲哚青绿造影相比，病变部位背景弱荧光改变不明显

脉络膜痣可能导致 Bruchs 膜变性、玻璃疣沉积、脉络膜新生血管出现，这些改变高度提示是脉络膜痣。痣的表面可能出现浆液性视网膜脱离（图 15-10）。

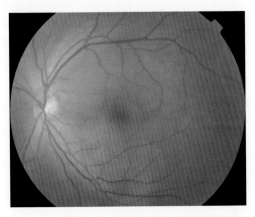

图 15-10　脉络膜痣合并视网膜浆液性脱离彩色眼底像
视盘颞下血管弓内可见脉络膜痣，黄斑区视网膜浅脱离

需要注意的是，当伴有造影上多个荧光渗漏灶的时候（图 15-11），代表了生长潜力。

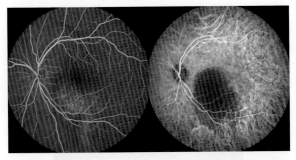

图 15-11　脉络膜痣合并视网膜浆液性脱离的同步 FFA 和 ICGA 图像
和图 15-9 相比，荧光素眼底血管造影显示病变部位荧光渗漏明显，提示病变可能有生长潜力

第三节　脉络膜血管瘤

组织病理学上,脉络膜血管瘤分为三种改变:海绵窦型、毛细血管型、混合型。海绵状脉络膜血管瘤主要由大的、扩张的、基质少的薄壁血管组成(图 15-12)。毛细血管型脉络膜血管瘤是由大小不同的血管组成,其管壁为一层内皮细胞,血管之间有纤维组织形成间隔(图 15-13)。混合型即由毛细血管型和海绵窦型两类血管组成。瘤体与周围正常组织融合。根据眼底改变分为孤立性和弥漫性,通常表现为局灶性肿胀或者弥漫性脉络膜增厚,前者患者常常没有其他血管异常,后者多有 Sturge-Weber 综合征。

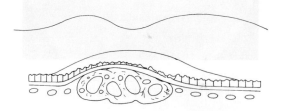

图 15-12　海绵状脉络膜血管瘤示意图

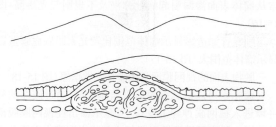

图 15-13　毛细血管型脉络膜血管瘤示意图

一、孤立型脉络膜血管瘤

其典型表现为圆形或者椭圆形、略隆起、橘红色肿物(图 15-14),边界尚清晰。病灶附近可见到浅的视网膜脱离。

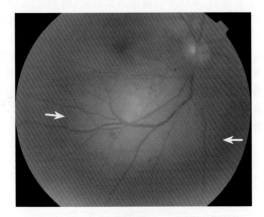

图 15-14　孤立型脉络膜血管瘤彩色眼底像
箭头所示部位显示瘤体边界,瘤体呈橘红色

造影中动脉前期和动脉期瘤体内可见瘤体部位丰富的网状血管荧光充盈(图 15-15)。静脉期常常可见荧光素从瘤体表面渗漏引起病灶弥漫及不规则荧光渗漏(图 15-16)。

吲哚青绿造影显示瘤体范围比荧光素眼底血管造影显示瘤体范围大(图 15-17)。

肿物表面的视网膜通常因囊样变性增厚(图 15-18)。

荧光素可以从脉络膜血管瘤体渗漏,通过破坏的外屏障进入视网膜神经上皮层下,显示渗出性视网膜脱离的范围。脱离可继发性引起相应部位视网膜小血管荧光渗漏。长期视网膜脱离的患者,可能表现为大的烧瓶样 RPE 萎缩表面视网膜内骨细胞样色素,从肿物边缘向下扩展。

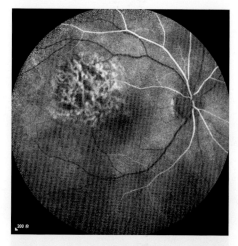

图 15-15　孤立型脉络膜血管瘤 FFA 早期图像
动脉期可见瘤体部位迅速充盈,显示团状强荧光灶

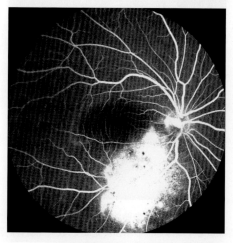

图 15-16　孤立型脉络膜血管瘤 FFA 后期图像
病变区晚期荧光渗漏明显

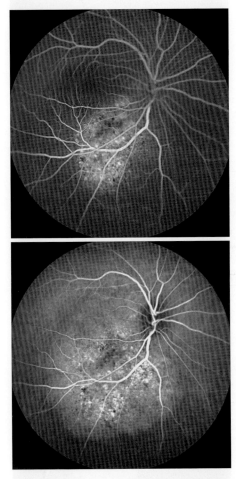

图 15-17　孤立型脉络膜血管瘤 ICGA 图像
吲哚青绿造影中瘤体部位显示强荧光改变,较荧光血管造影更加
清晰、准确显示病变的大小

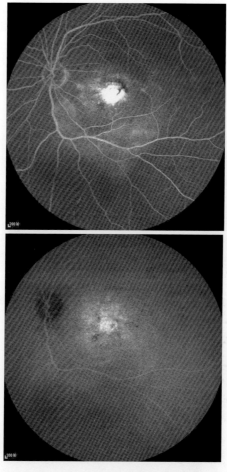

图 15-18　孤立型脉络膜血管瘤合并视网膜囊样水肿
病变累及黄斑区或者位于黄斑区,可能导致黄斑区囊样水肿;黄
斑区外病变,在瘤体表面也可能引起视网膜囊样水肿

二、Sturge-Weber 综合征

Sturge-Weber 综合征是一个非家族性的错构瘤性的疾病,它的特点是单侧的血管异常畸形,可以累及大脑、面部(图 15-19)、葡萄膜,患者经常会有突然性的大发作,可以见到颅内的钙化灶以及单侧的青光眼。少数病例可以累及双眼及两侧面部(图 15-20)。

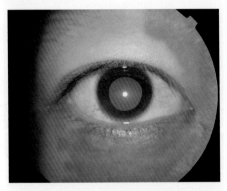

图 15-19 Sturge-Weber 综合征面容(单侧受累)彩像

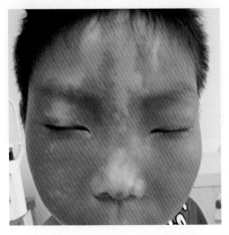

图 15-20 Sturge-Weber 综合征面容(双侧受累)彩像

角巩膜缘可以有巩膜表层血管扩张(15-21)。可能这样的血管畸形导致了巩膜表面静脉压升高,是导致继发性青光眼的原因之一。

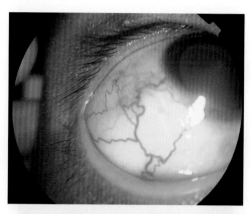

图 15-21　Sturge-Weber 综合征巩膜血管
巩膜表层血管扩张、走行迂曲

眼底可以呈弥漫性变红,脉络膜血管细节不可见。视盘呈典型的青光眼凹陷(图 15-22)。

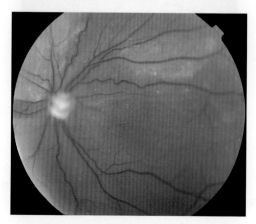

图 15-22　Sturge-Weber 综合征彩色眼底像
瘤体部位隆起与视盘不在同一平面,视盘色白

荧光素眼底血管造影显示后极部脉络膜荧光增强、不均匀，但是没有明显的瘤体边界（图 15-23），同步 ICGA 显影数秒内可清晰显示瘤体血管异常及边界。

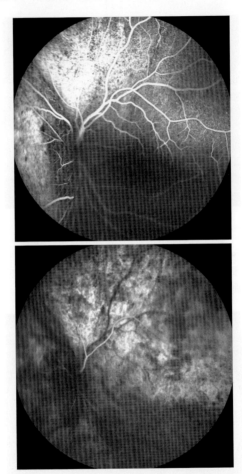

图 15-23 Sturge-Weber 综合征 FFA 和 ICGA 同步造影图像

ICGA 显示瘤体周围有脉络膜灌注不良（图 15-24）。后期 ICGA 可见病灶有强荧光斑点（图 15-25）。

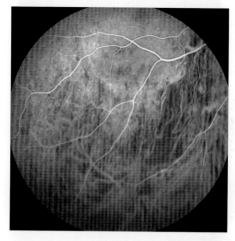

图 15-24 Sturge-Weber 综合征 ICGA 图像
脉络膜灌注不良显示为弱荧光

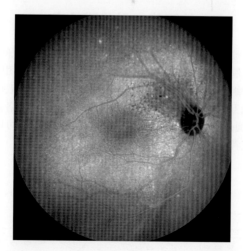

图 15-25 Sturge-Weber 综合征 ICGA 后期图像

瘤体范围常常较大,对于瘤体范围的把握可以通过全景图加以清晰地显示(15-26)。

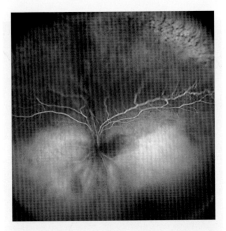

图 15-26 Sturge-Weber 综合征眼底血管
造影全景图

第四节　脉络膜骨瘤

　　瘤体位于眼后极部脉络膜内 1/3 和外 2/3 组织间,没有包膜,但是边界清晰,是由一片一片或者一团一团网眼的骨组织构成的。显微镜下,此瘤为骨小梁、骨细胞、内皮细胞互相连接而形成的窦腔(图 15-27)。大的脉络膜血管,通过瘤体内的管道,与脉络膜毛细血管交通。可以压迫或者累及脉络膜毛细血管。

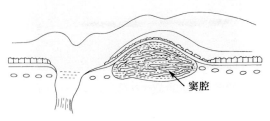

图 15-27　脉络膜骨瘤示意图

　　瘤体最初只是和该图内一样色泽的轻微隆起的橘色病变,有点类似脉络膜血管瘤(图 15-28)。此时,由于 RPE相对完整,荧光素眼底血管造影基本正常或者仅可见轻微强荧光改变(图 15-29)。

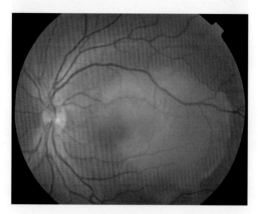

图 15-28　脉络膜骨瘤彩色眼底像
色素上皮相对完整,因此病变色泽非常类似脉络膜血管瘤

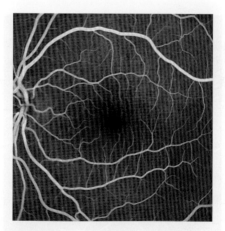

图 15-29　脉络膜骨瘤 FFA 图像
在色素上皮完整时,荧光素眼底血管造影基本正常或轻微强荧光改变

随着病程的延长,色素上皮开始脱色素,肿物呈奶油样颜色(图15-30)。色素上皮的橘色在瘤体的边缘得以保留。

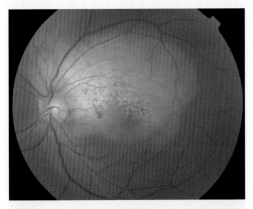

图 15-30 脉络膜骨瘤伴色素上皮改变彩色眼底像
可见脱色素、色素移行,色素上皮下方黄白色改变

荧光素眼底血管造影中可见到由于 RPE 脱失显示的强荧光改变及 RPE 移行聚集显示的荧光遮蔽改变(图 15-31)。

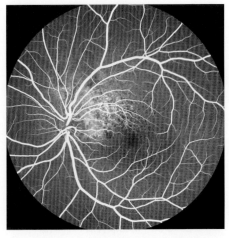

图 15-31 脉络膜骨瘤 FFA 图像
在色素上皮改变部位呈现强荧光灶

　疾病特征性的表现是在肿物表面脱色素部位，可以见到小的散在的蜘蛛样血管痣（图 15-32）。这些是从充满网眼的瘤体前表面的孔中发出的滋养血管。它们使瘤体表面的脉络膜毛细血管与后面的脉络膜大血管沟通。

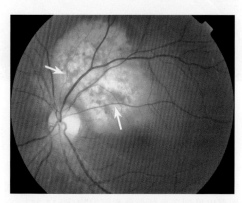

图 15-32　脉络膜骨瘤蜘蛛样血管痣（箭头所示）

　血管造影显示色素上皮变薄区可以呈现不规则强荧光改变。RPE 的变薄使得 ICGA 中瘤体内的蜘蛛样小血管清晰可见（图 15-33）。有浆液性视网膜脱离的患者可以有后期的荧光渗漏（图 15-34）。

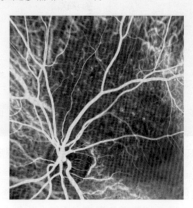

图 15-33　脉络膜骨瘤 ICGA 图像
弱荧光灶内很多细小血管分支即为瘤体内蜘蛛样小血管

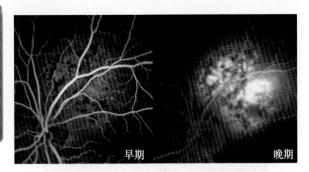

图 15-34　脉络膜骨瘤 FFA 图像
和静脉早期相比,荧光血管造影晚期荧光渗漏增加

第五节　脉络膜黑色素瘤

脉络黑色素瘤一般是棕褐色,蘑菇形或球形隆起。肿物表面可以见到多个橘色色素沉着物(图 15-35)。有浆液性脱离,但是没有玻璃疣或者脉络膜新生血管。

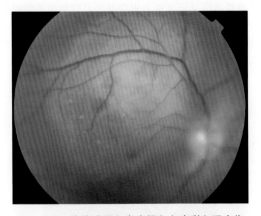

图 15-35　脉络膜黑色素瘤橘色色素彩色眼底像
橘色色素位于瘤体表面

橘色色素团块可能是由吞噬了上皮细胞色素的巨噬细胞或者梭形 B 细胞黑色素瘤表面肥大的色素上皮细胞构成的。斑片状橘色色素显示为弱荧光斑点(图 15-36)。

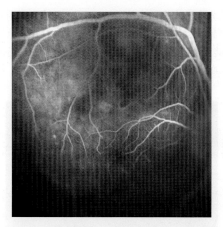

图 15-36　脉络膜黑色素瘤橘色色素 FFA 表现
和橘色色素对应部位为边界清晰的弱荧光灶

　　肿物可位于黄斑区,如果肿物轻微隆起,小于等于 5
个视盘直径。那么在做出恶性黑色素瘤诊断时候,一定要
小心谨慎(图 15-37)。

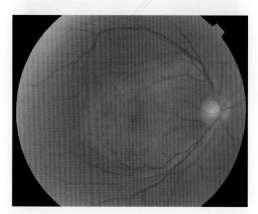

图 15-37　黄斑区脉络膜黑色素瘤彩色眼底像
病变位于黄斑区,常常较早发现,临床可见瘤体较周边部位瘤体
小、隆起度低

　　荧光素眼底血管造影中可见到多个针尖样的荧光渗漏逐渐增大，吲哚青绿造影显示瘤体内不可见脉络膜血管，可能是由于瘤体色素、致密的肿瘤细胞或缺乏明显的肿瘤内血管所引起的（图 15-38）。

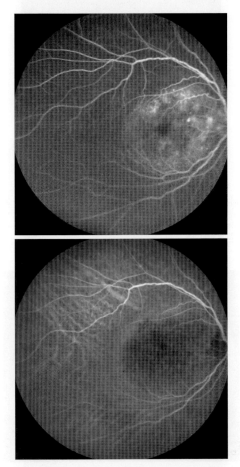

图 15-38　黄斑区脉络膜黑色素瘤同步 FFA 和 ICGA 图像
多数瘤体在静脉期早期显示为视网膜下团状弱荧光改变，随时间延长可见瘤体内荧光增强

瘤体位于周边时,常常在突破 Bruchs 膜进一步增大、隆起度增高后方来就诊(图 15-39)。此时由于瘤体内含有较多的肿瘤血管,瘤体色素遮蔽作用相对减弱,因此瘤体的荧光素眼底血管造影中显示荧光强度增强,瘤体表面的强荧光点随时间延长增强渗漏(图 15-40)。

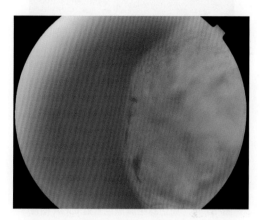

图 15-39　周边脉络膜黑色素瘤彩色眼底像

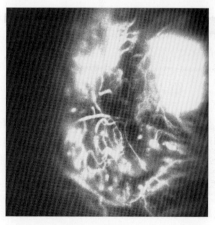

图 15-40　周边脉络膜黑色素瘤 FFA 图像

同步 ICGA 可见到与同一部位视网膜血管管径接近或者较小而且走向紊乱，伴有环形、平行无交联或者平行并交联、弓形等异常形态的肿瘤内部血管（图 15-41）。

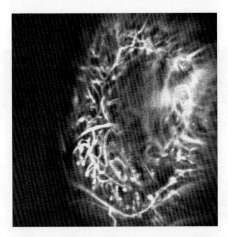

图 15-41　周边脉络膜黑色素瘤 ICGA 图像
可见丰富、走行各异的肿瘤内部血管

总之，脉络膜黑色素瘤在荧光素眼底血管造影和ICGA 中的表现，根据其色素的多少、血管的数量、坏死的有无和范围大小而不同。

第六节　脉络膜转移癌

它是身体其他部位或器官的恶性肿物，经血行扩散，转移到脉络膜的肿瘤性病变，不包括眼球邻近组织恶性肿瘤浸润蔓延至眼内的肿物。原发部位在乳腺第一，肺部第二。

病灶常呈黄白色扁平实性隆起，边缘不清楚，合并视网膜脱离，因为视网膜脱离可能掩盖转移灶而导致误诊。多位于视盘周、黄斑、血管弓及后极（图 15-42）。在 RPE未受到破坏时，可表现为病灶部位弱荧光改变（图 15-43）。

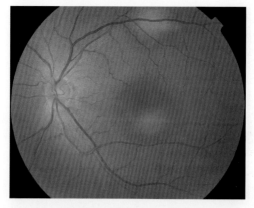

图 15-42 脉络膜转移癌(原发于肺癌)彩色眼底像
黄斑区及视盘颞上两处黄白色扁平隆起

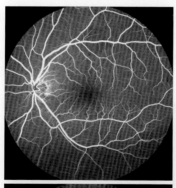

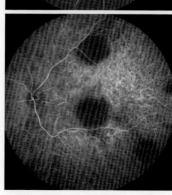

图 15-43 脉络膜转移癌 FFA 和 ICGA 同步造影图像

吲哚青绿造影中两处病变显示弱荧光灶,荧光素眼底血管造影中颞上病变显示弱荧光改变,黄斑区病变部位荧光改变不明显

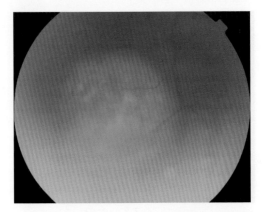

图 15-44 脉络膜转移癌继发视网膜脱离彩色眼底像

病变下方视网膜隆起,其表面血管略迂曲

肿物引起视网膜脱离,说明 RPE 已经受到浸润(图 15-44)。

荧光素眼底血管造影通常会显示病灶表面针尖样、广泛的荧光渗漏(图 15-45)。荧光素眼底血管造影在区分转移性癌症与因为无色素性黑色素瘤、或者炎症细胞导致的

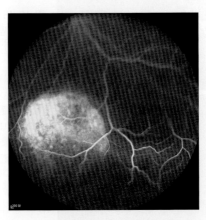

图 15-45 脉络膜转移癌继发视网膜脱离 FFA 图像

病变部位显示团状视网膜下强荧光灶伴荧光渗漏,其下方视网膜隆起,与后极部视网膜不在同一平面

脉络膜浸润方面是没有帮助的。

第七节　　脉络膜黑色素细胞瘤

脉络膜黑色素细胞瘤可以位于脉络膜的任何部位。通常为深灰色到黑色。可隆起,表面可见橘色色素及伴有局灶性视网膜脱离(图 15-46)。有鳞状或者穹隆样外形。但是,据文献报道也可突破 Bruch 膜,表现为蘑菇样外观。大多数黑色素细胞瘤基底部小于 3mm,高度小于 2mm。目前文献报道中基底部直径最大的为 13mm,高度 10.5mm,患者视力多变,可以从无光感到无受累。坏死可见于黑色素细胞瘤,也可见于黑色素瘤。脉络膜黑色素细胞瘤可以和脉络膜黑色素瘤共存于同一瘤体中。

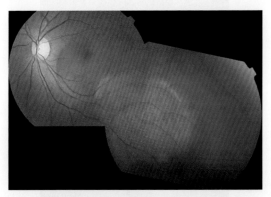

图 15-46　脉络膜黑色素细胞瘤彩色眼底像

黄斑区颞下可见视网膜下方团状棕黑色病变,黄斑区限局性视网膜脱离

黑色素细胞瘤是由相对均一的较大色素细胞组成的良性肿瘤,也被称为"大细胞色素痣",属于一种特殊类型的细胞痣。肿瘤细胞具有浓重粗大的色素颗粒,呈圆形或多边形,细胞质丰富,细胞核圆形较小而均一。

由于黑色素细胞瘤是黑色素细胞痣的特殊变异型,因此其吲哚青绿眼底血管造影表现在不合并黑色素细胞瘤的情况下,和脉络膜痣类似(图 15-47)。荧光素眼底血管造影显示早期荧光遮蔽,在累及 RPE 层的情况下可以有后期荧光渗漏(图 15-48)。

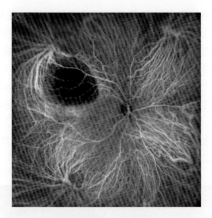

图 15-47 脉络膜黑色素细胞瘤 ICGA 图像
病变部位团状背景弱荧光改变,病变内部未见血管

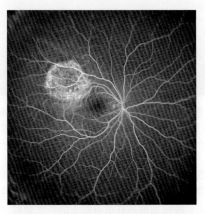

图 15-48 脉络膜黑色素细胞瘤 FFA 图像
病变部位显示强荧光改变,伴轻度荧光渗漏